一口食物可以是土豆泥沙拉，也可以是奶酪三明治，或者……撒了碎糖的冰激凌。总之，世间的食物有千千万万种，我们这个故事的主人公嚼嚼，就是其中之一。不过，嚼嚼可不是一般的食物，她既不能被消化，也不会对人体构成危害，她的任务是把食物装进背包，带进人体内部的消化王国。

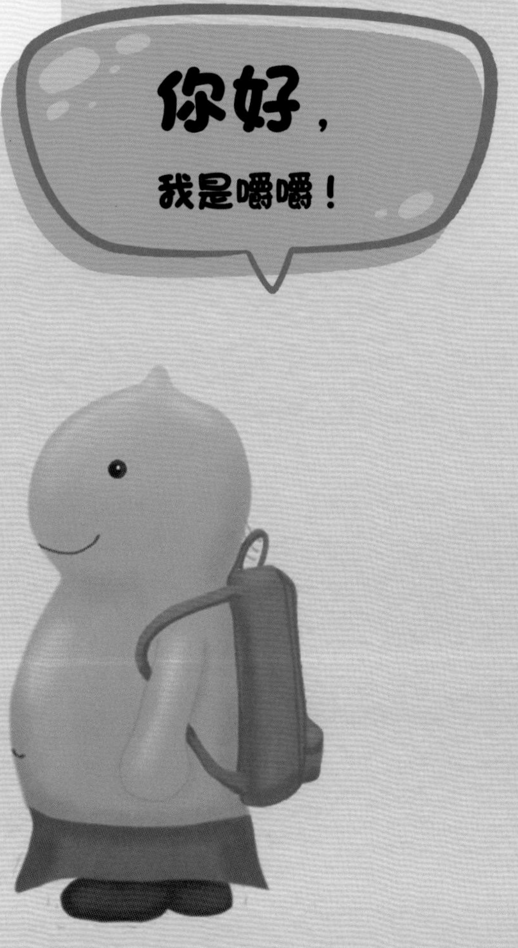

消化王国大冒险
呀，我放了一个屁

[瑞典] 莉莲·埃里克森 / 著绘　徐昕 / 译

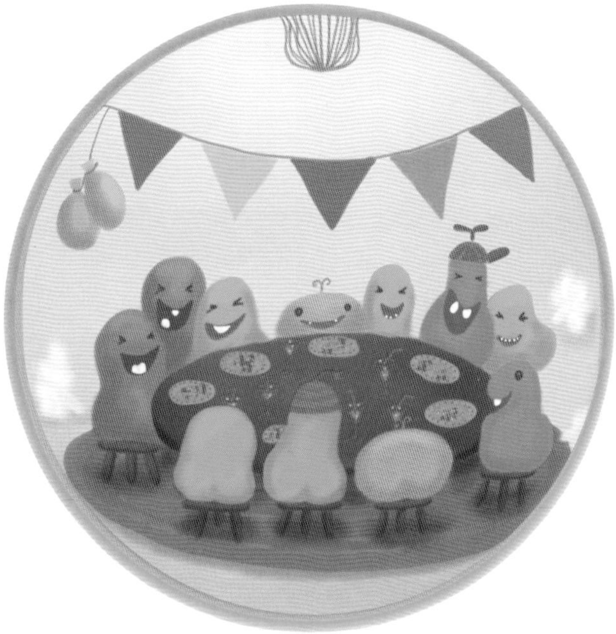

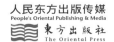

人民东方出版传媒
People's Oriental Publishing & Media
東方出版社
The Oriental Press

献给提娅（Thea）和埃斯基尔（Eskil）♡

提示 跟着嚼嚼去冒险的时候，不要忘记查阅本书最后两页的地图哦！

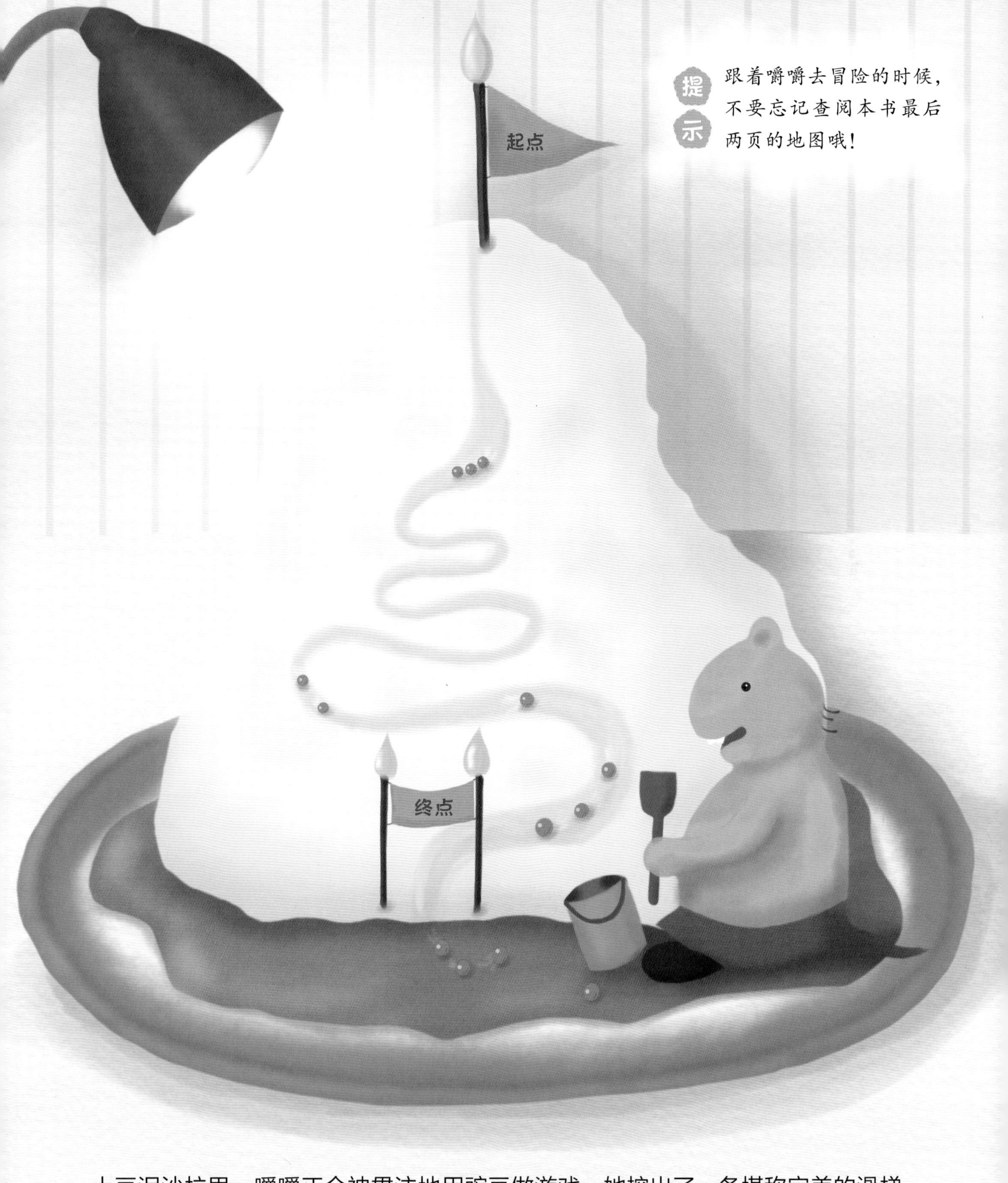

土豆泥沙拉里，嚼嚼正全神贯注地用豌豆做游戏。她挖出了一条堪称完美的滑梯，一颗颗豌豆在滑梯的曲线中飞奔，完美地着陆在酱汁中，发出“骨碌骨碌”的声音。

对嚼嚼来说，今天是个期待已久的重要日子——终于可以到消化王国去看看啦！

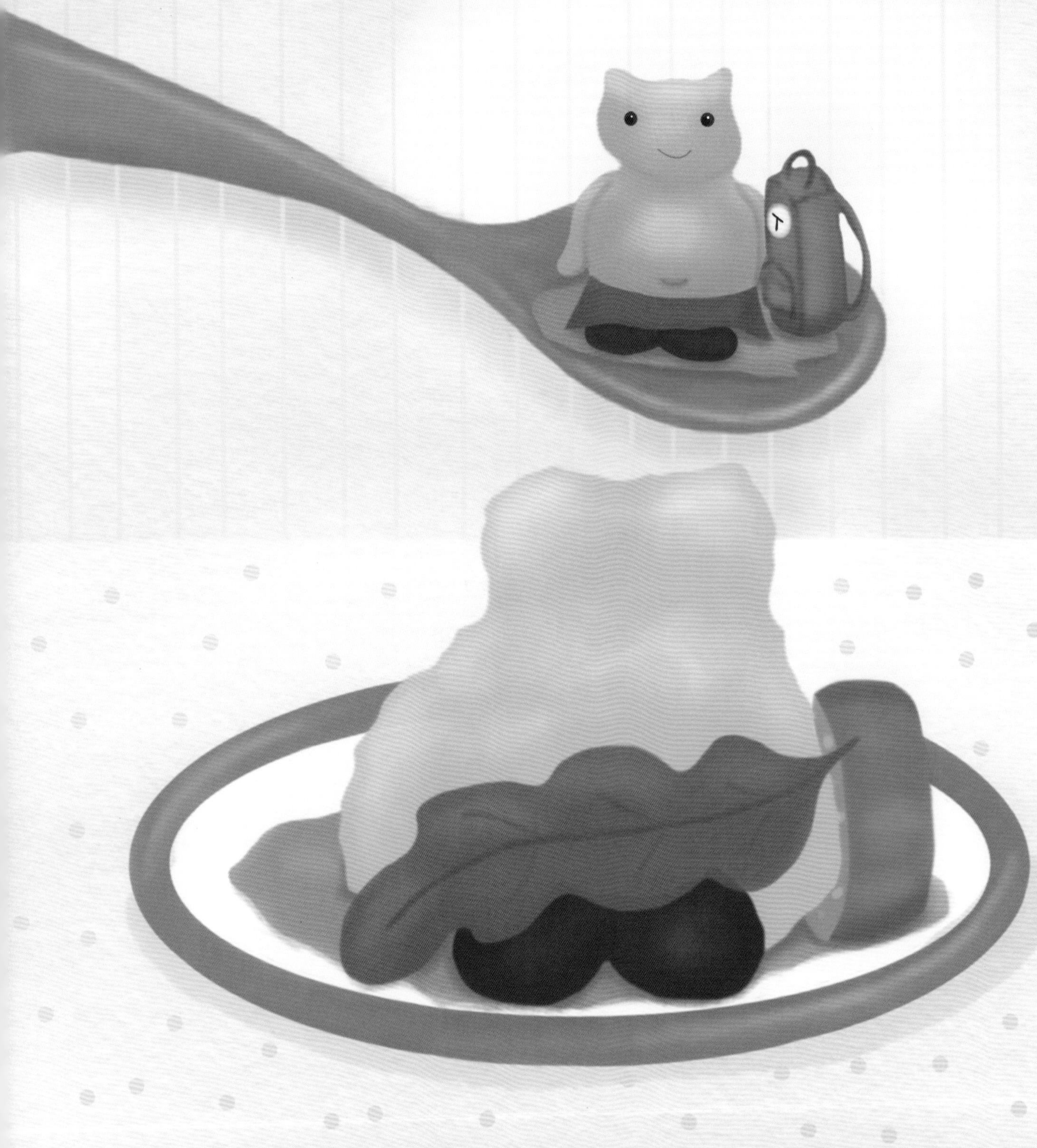

她既憧憬又有些忐忑，这种感觉就好像有很多蝴蝶在肚子里飞——虽然这个形容有些古怪，但不管怎么说，肚子发来的信号，总归是可以信任的。

背包已经整理好，里面装满了各种美食。

而嚼嚼的使命就是把这些美食送入消化王国。

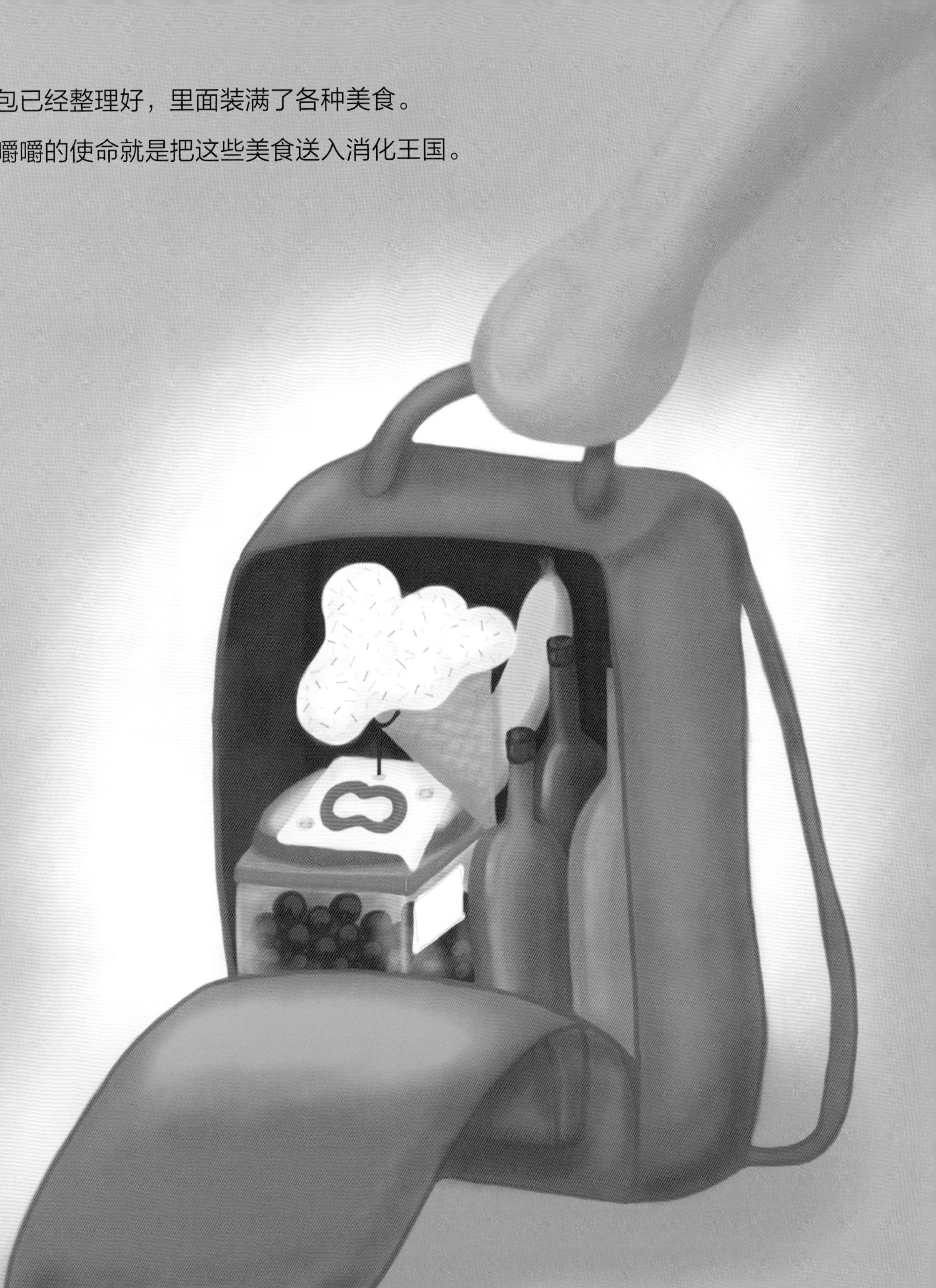

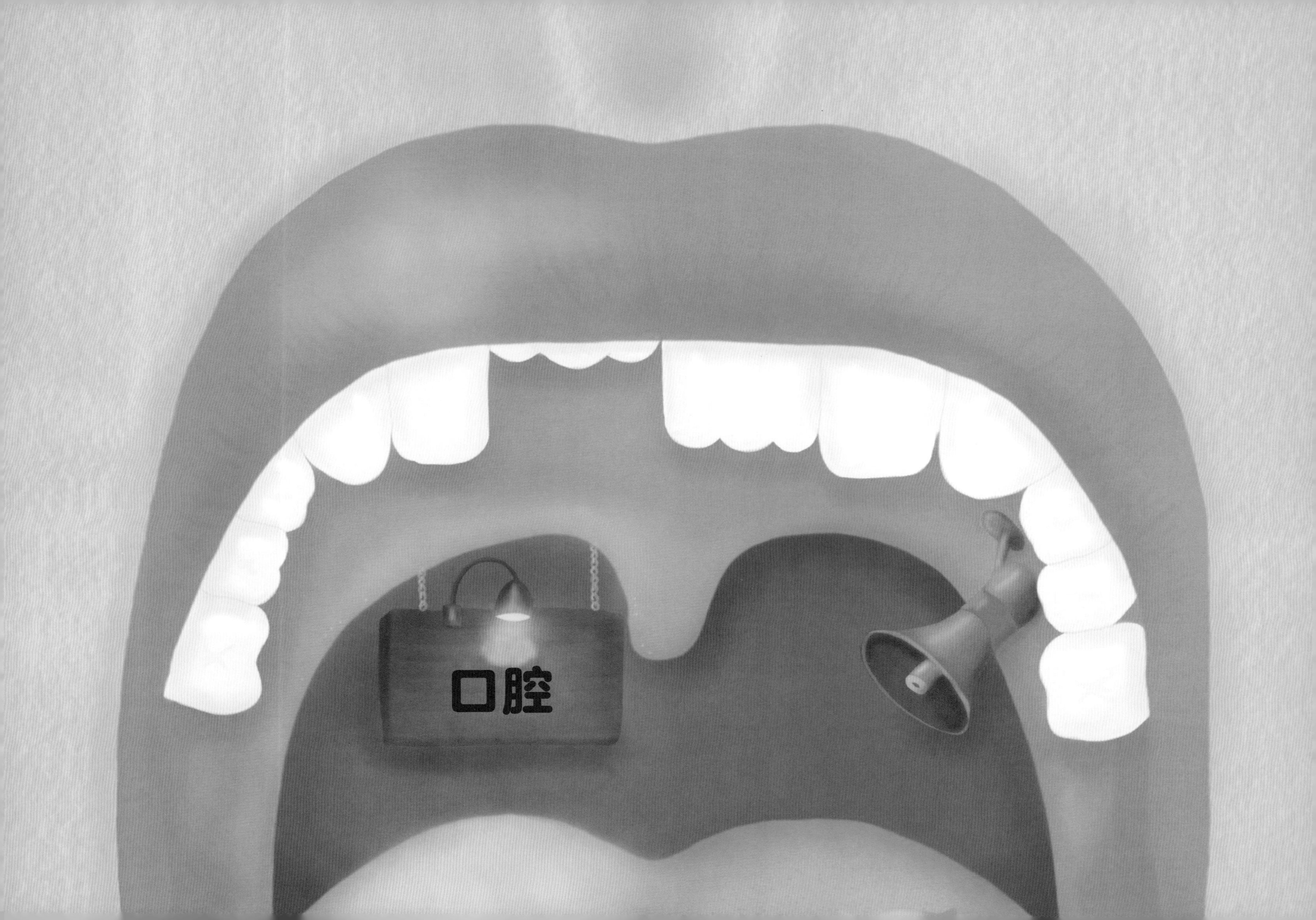
口腔

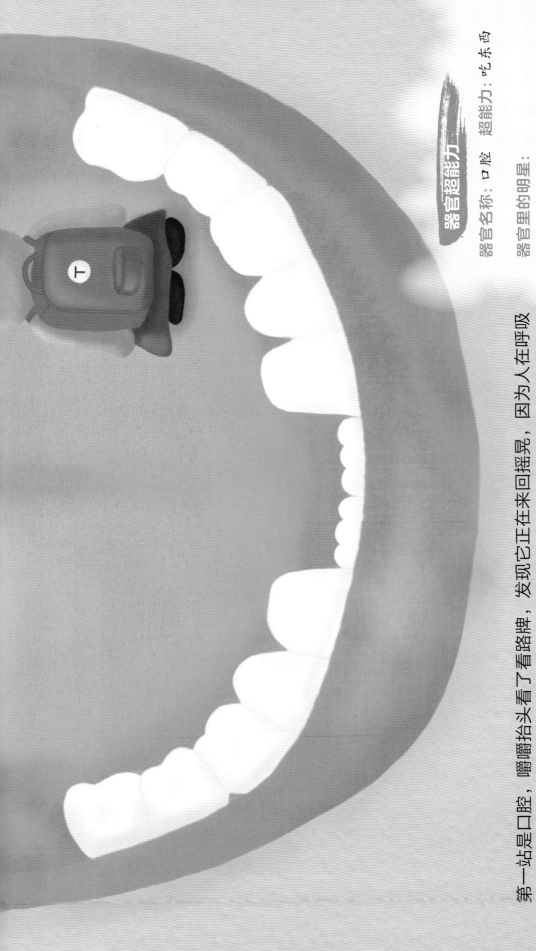

第一站是口腔，嚼嚼抬头看了看路牌，发现它正在来回摇晃，因为人在呼吸时会吹出气来。

这一站的站台是舌头，嚼嚼行走在柔软的味蕾间，她的鞋子被唾液弄湿了。

突然，广播声传来：“经食道去往胃部的电梯马上就要出发了，请乘客有序进入。”嚼嚼鼓起勇气，朝口腔深处走去。

器官超能力

器官名称：口腔　**超能力：**吃东西

器官里的明星：

舌头——多亏了舌头上的味蕾，品尝食物时才能感觉到美味（当然，有时候也会是非常可怕的味道）。

牙齿——坚硬的牙齿能咀嚼食物，把食物切成碎末。

唾液——唾液可以分解食物，让它们在进入食道时更容易吞咽。

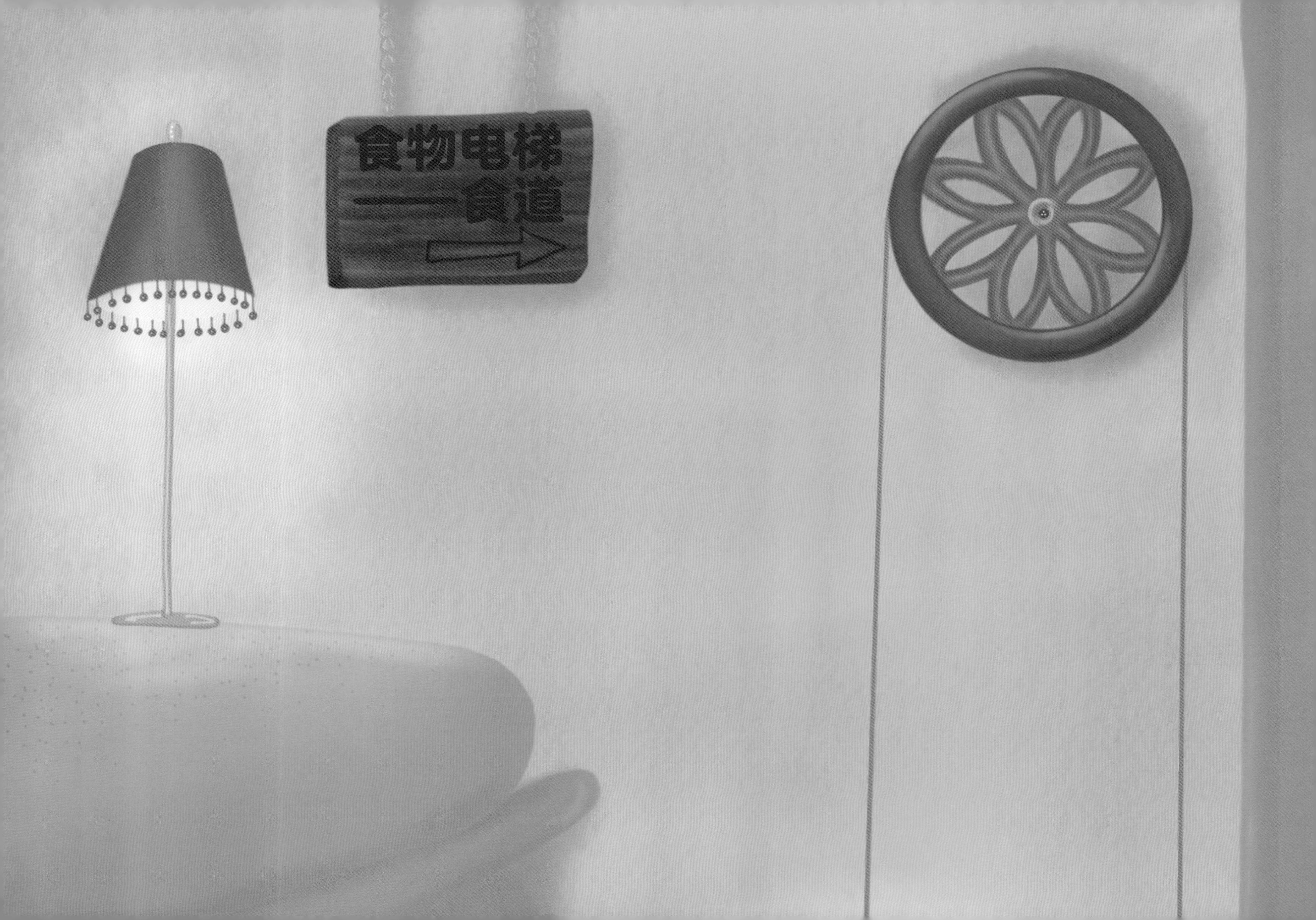
食物电梯
——食道

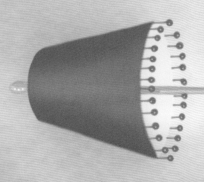

食道↓

刚一踏上电梯，玻璃门就自动关上了，电梯开始运行。食道很长，像一根直通上下的管子，电梯在里面飞速下降，嚼嚼感觉自己的肚子痒痒的。这部电梯能穿过食道，把乘客成功送到目的地，真是一部厉害的电梯！嚼嚼想。

“各位乘客，本次电梯的终点站——胃部站到了。希望本次旅程让您感到愉快，祝您度过美好的一天。”广播声刚结束，门就开了，面前的景象让嚼嚼惊讶不已！

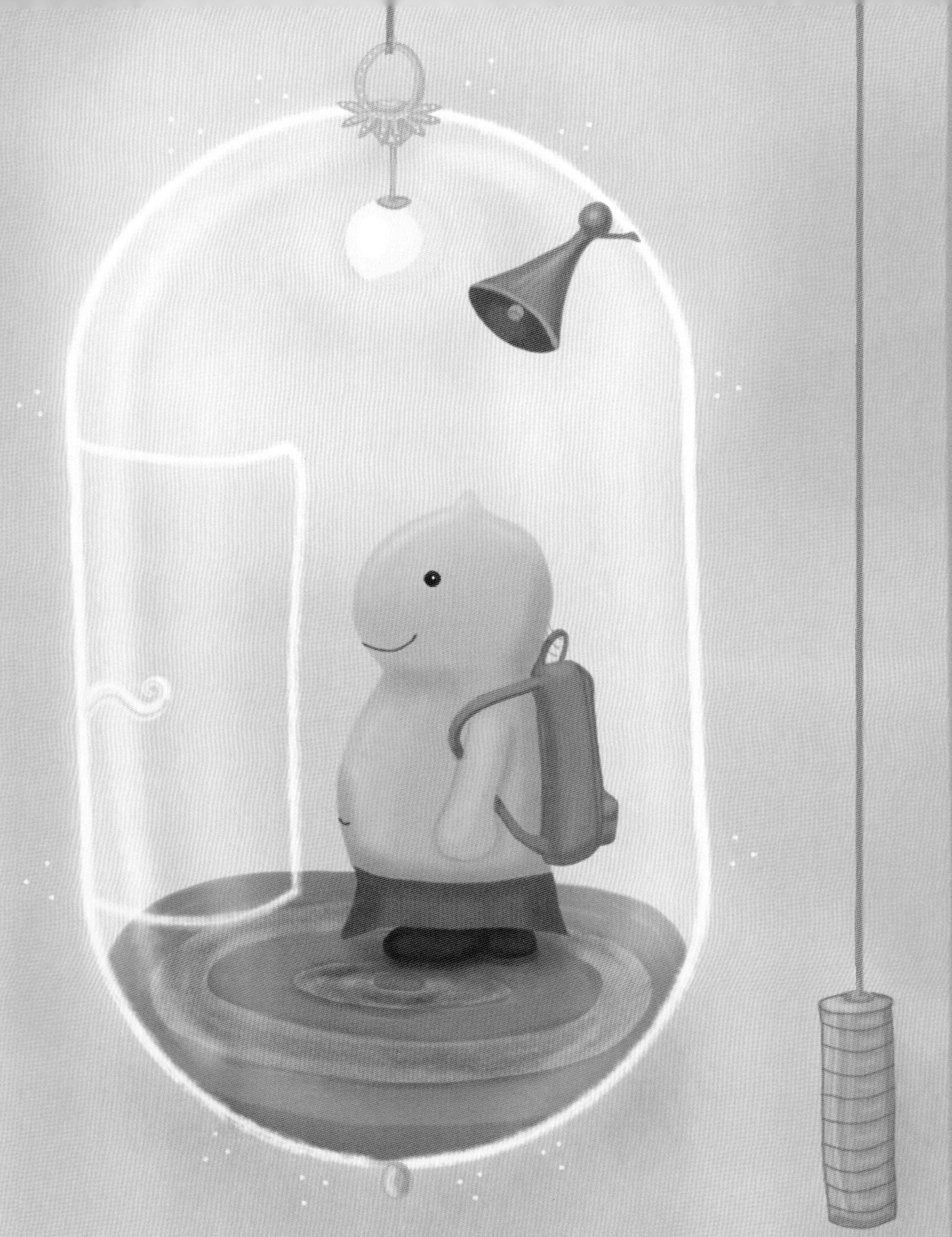

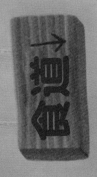

器官超能力

器官名称：食道

超能力：食道能把食物从口腔运输到胃部，哪怕此刻人的身体正倒立着！

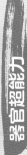

胃像一个粉红色的大客厅，这里的墙壁十分光滑，还有一架滑梯。对进入消化王国的食物而言，这是世界上最大的滑梯。

除此之外，这里还有世界上最好的揉捏机器。嚼嚼迅速地从包中拿出食物，把它们放进机器里，然后爬到滑梯的顶端，滑了下来。

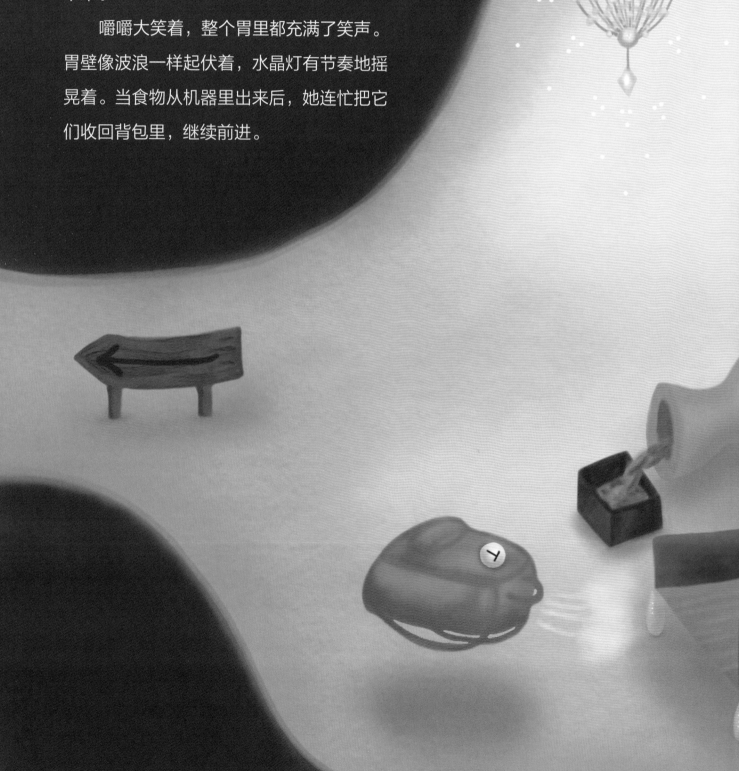

嚼嚼大笑着，整个胃里都充满了笑声。胃壁像波浪一样起伏着，水晶灯有节奏地摇晃着。当食物从机器里出来后，她连忙把它们收回背包里，继续前进。

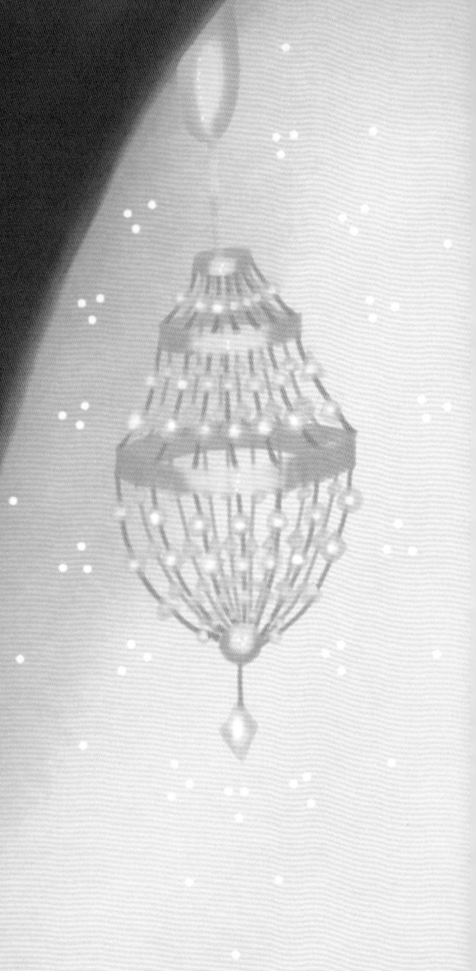

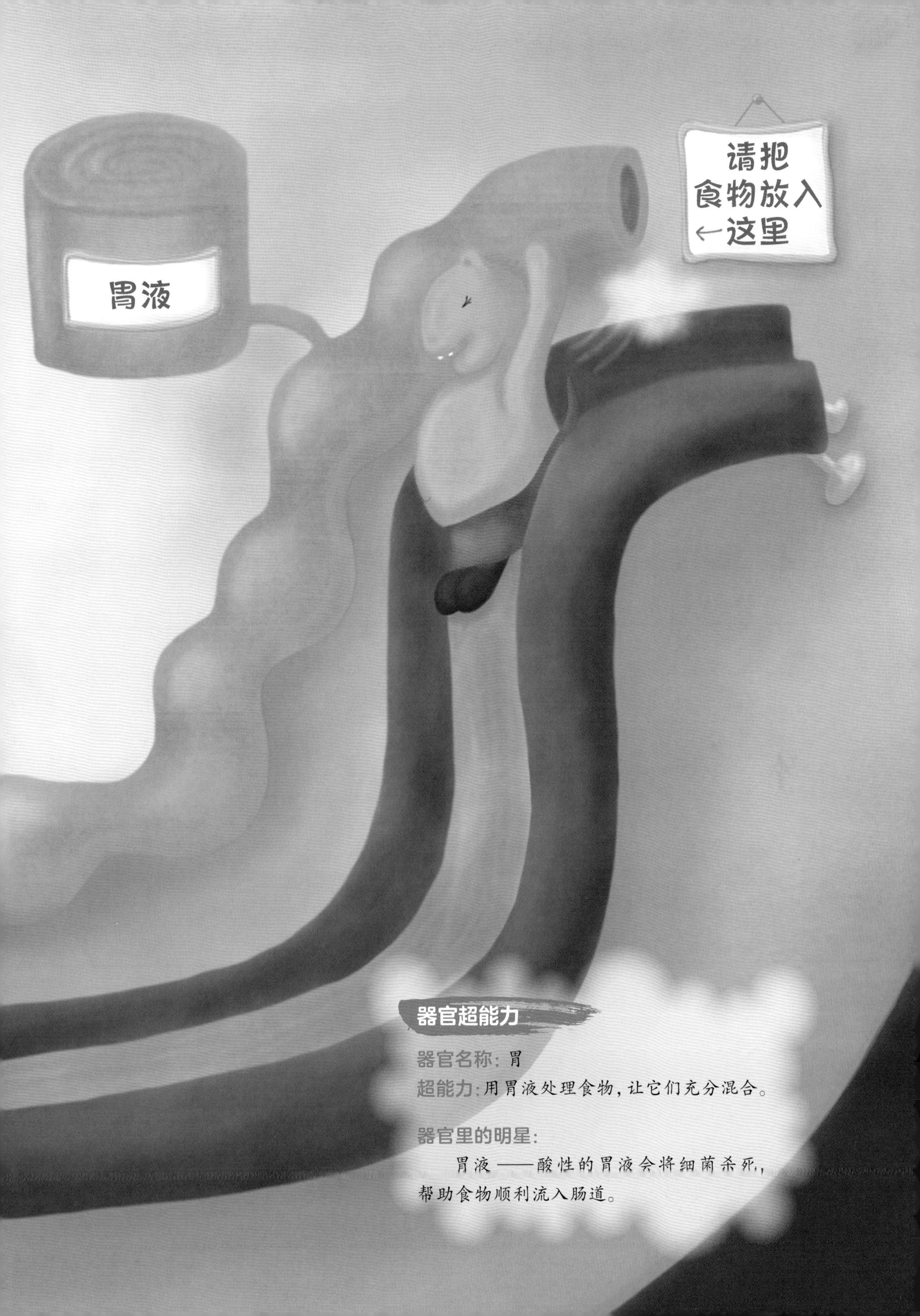

器官超能力

器官名称：胃

超能力：用胃液处理食物，让它们充分混合。

器官里的明星：

胃液——酸性的胃液会将细菌杀死，帮助食物顺利流入肠道。

这一站，嚼嚼来到了小肠的第一段——十二指肠。为什么叫这个名字呢？因为它的长度接近十二根手指并列放在一起的宽度。十二指肠就像一个陡峭的山坡，是让食物“练习”翻跟头的绝佳之地，嚼嚼当然也不例外。

仔细看！胆汁和胰液正沿着一条通道全速赶来！它们跳进背包里，跟里面那些被胃液处理过的食物混合在了一起。

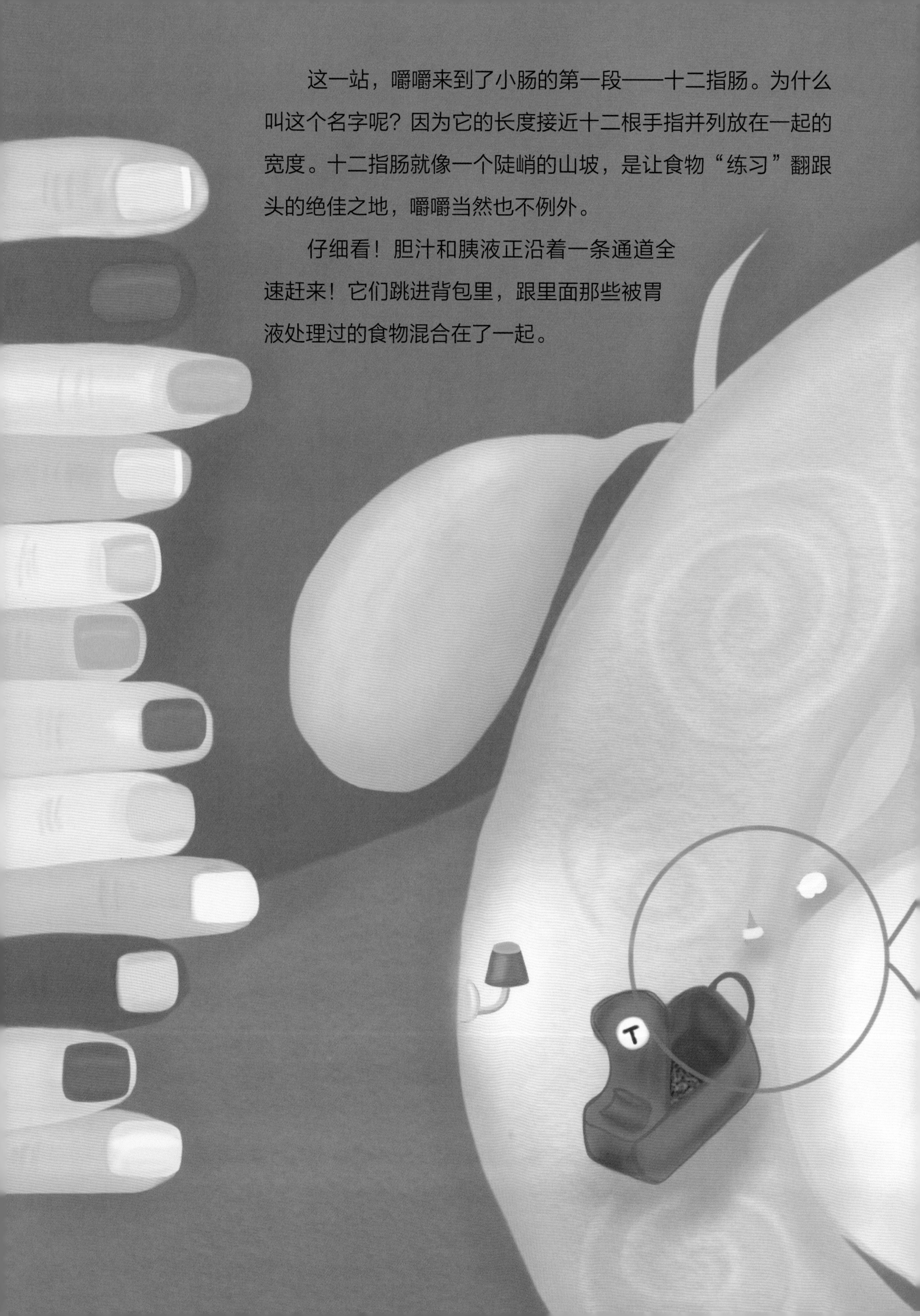

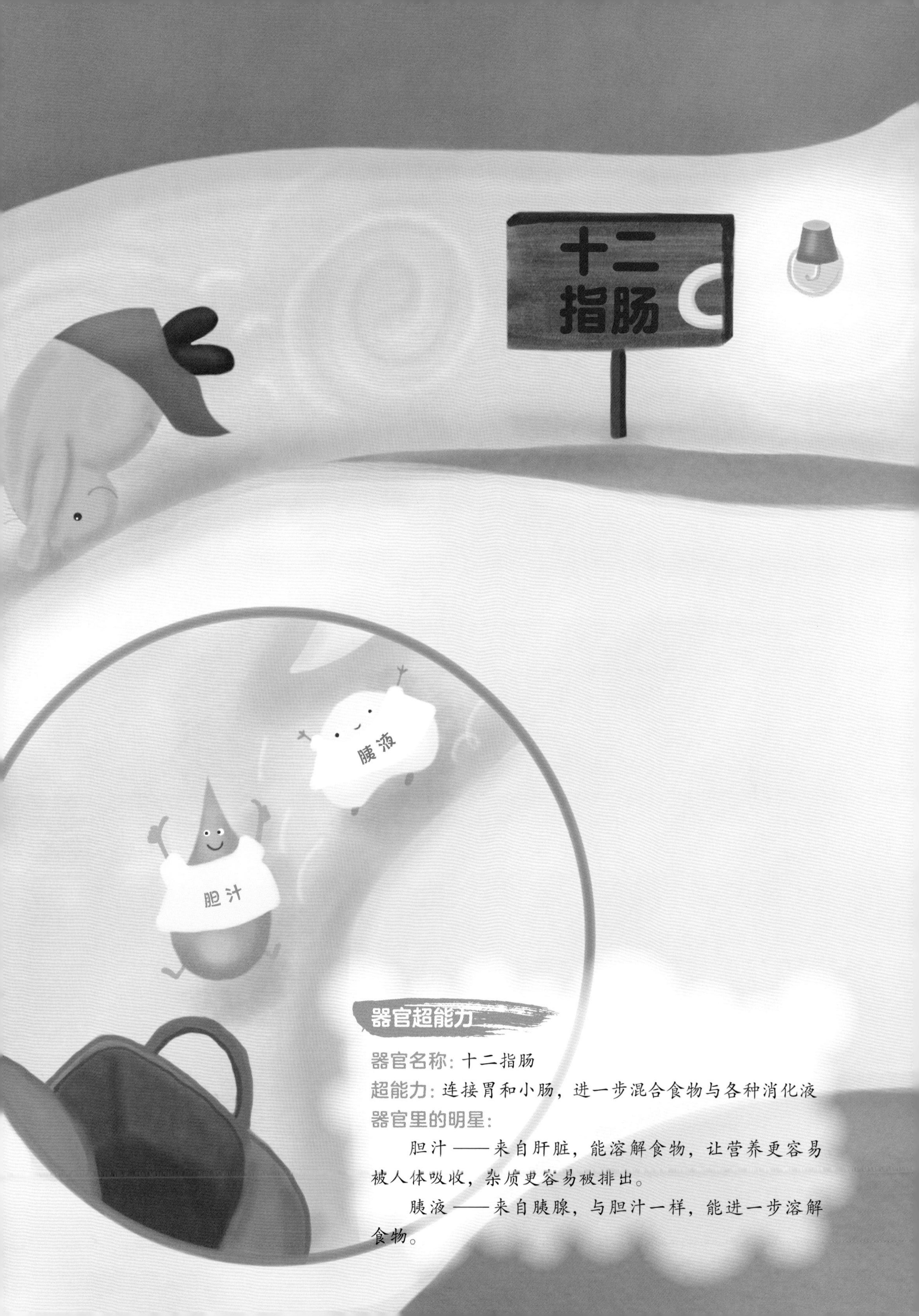

器官超能力

器官名称： 十二指肠

超能力： 连接胃和小肠，进一步混合食物与各种消化液

器官里的明星：

胆汁——来自肝脏，能溶解食物，让营养更容易被人体吸收，杂质更容易被排出。

胰液——来自胰腺，与胆汁一样，能进一步溶解食物。

“叮咚”，广播响起：“欢迎来到消化王国最美的一站！”

嚼嚼被这奇异的景象惊得目瞪口呆，小肠绒毛在摇曳起舞，它们覆盖着小肠的整个表面。这让嚼嚼想起了大海和美丽的海葵，她趁机游起泳来。

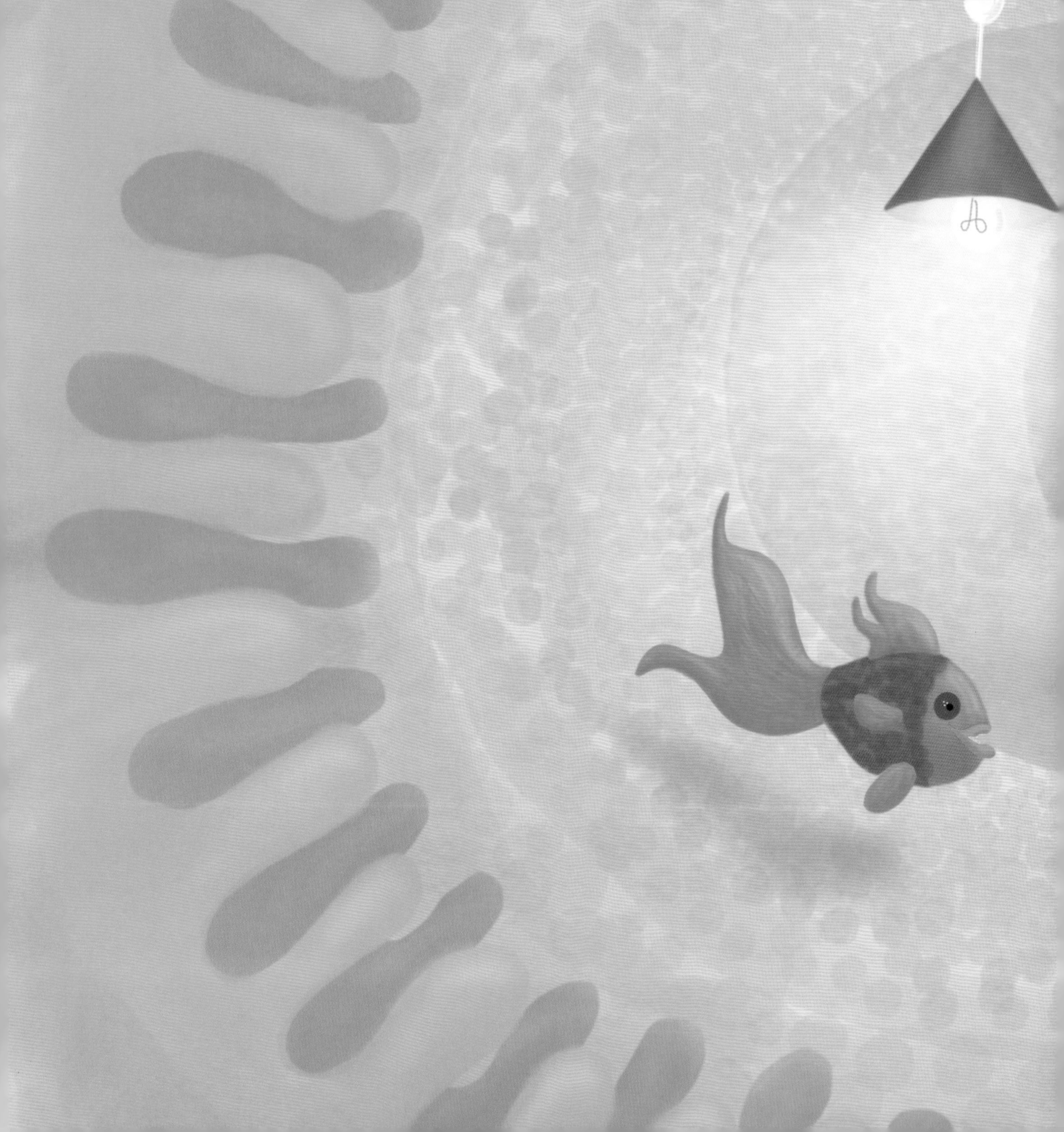

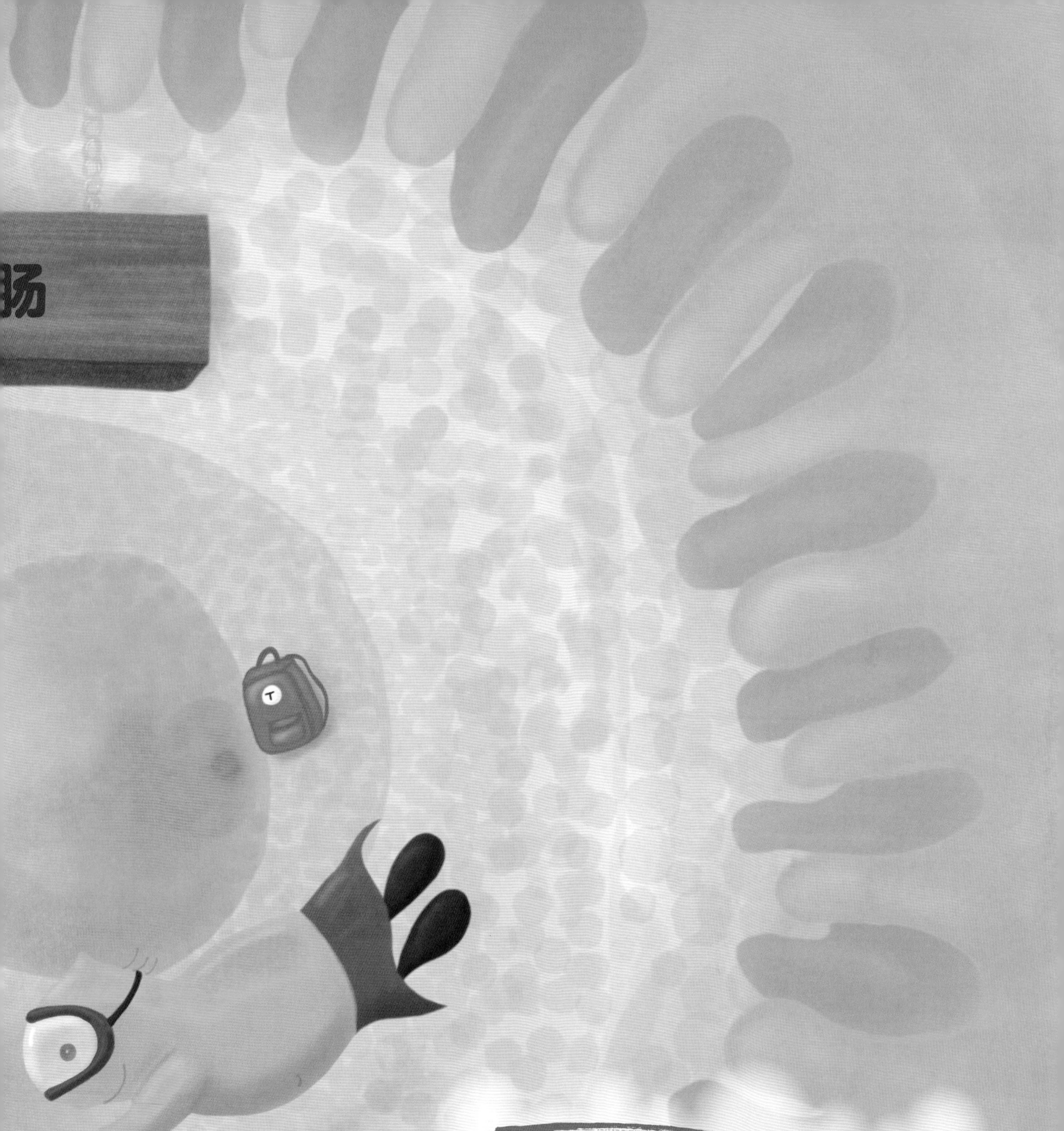

器官超能力

器官名称: 小肠　**超能力:** 吸收营养

器官里的明星:

小肠绒毛——小肠从食物中吸收营养、维生素和矿物质。多亏有那么多小肠绒毛，使得小肠表面的面积非常大，差不多有200平方米那么大！这不仅能让小肠吸收更多营养，也能过滤掉更多杂质。

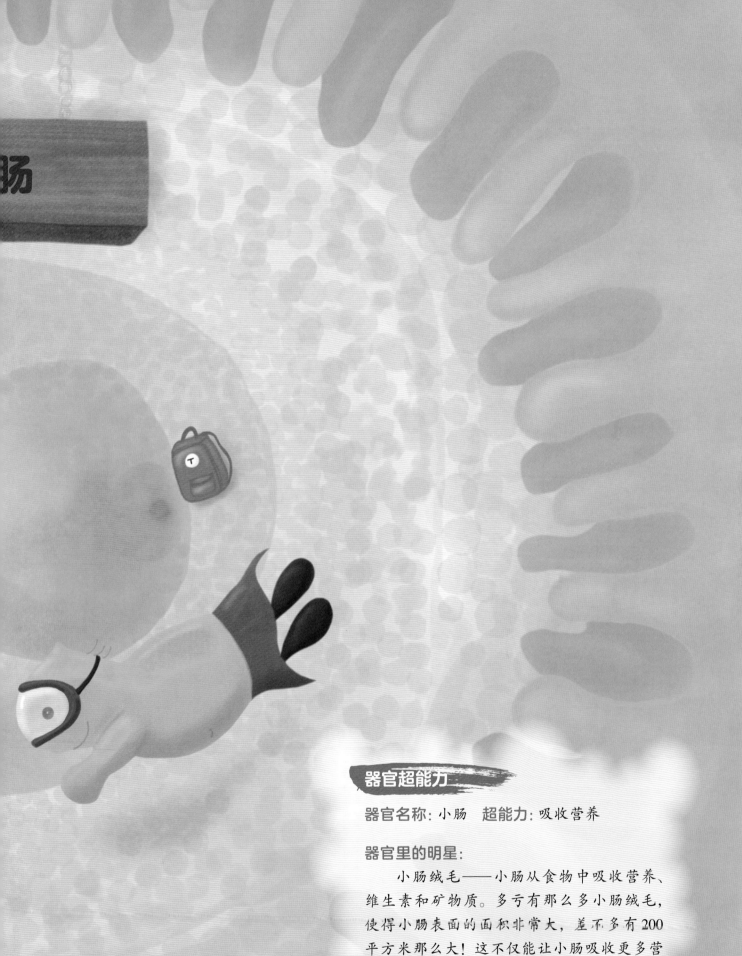

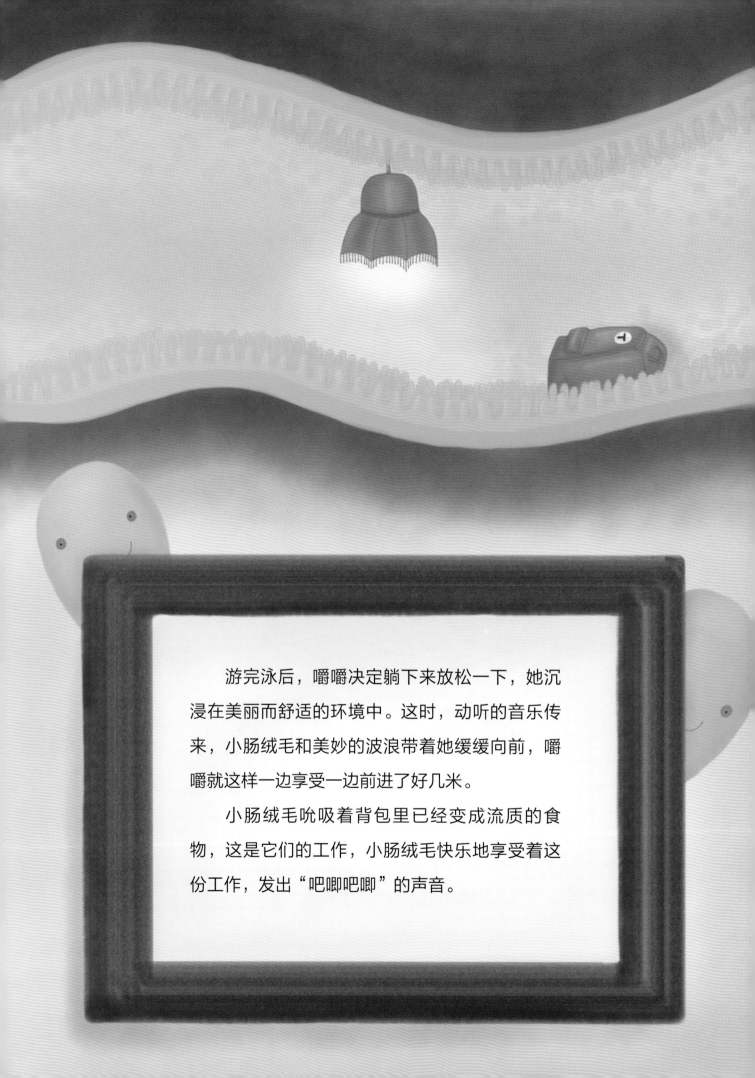

游完泳后，嚼嚼决定躺下来放松一下，她沉浸在美丽而舒适的环境中。这时，动听的音乐传来，小肠绒毛和美妙的波浪带着她缓缓向前，嚼嚼就这样一边享受一边前进了好几米。

小肠绒毛吮吸着背包里已经变成流质的食物，这是它们的工作，小肠绒毛快乐地享受着这份工作，发出“吧唧吧唧”的声音。

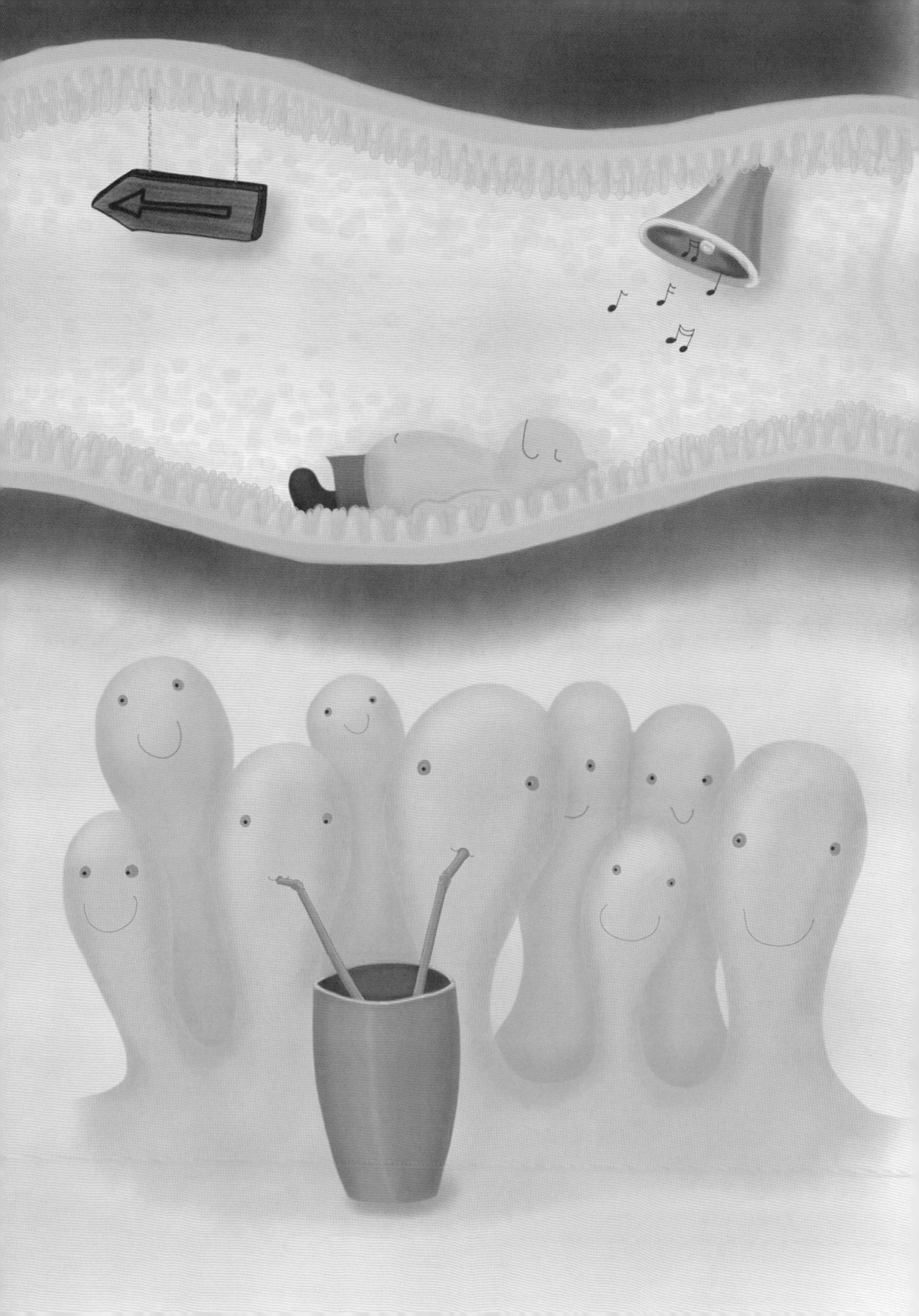

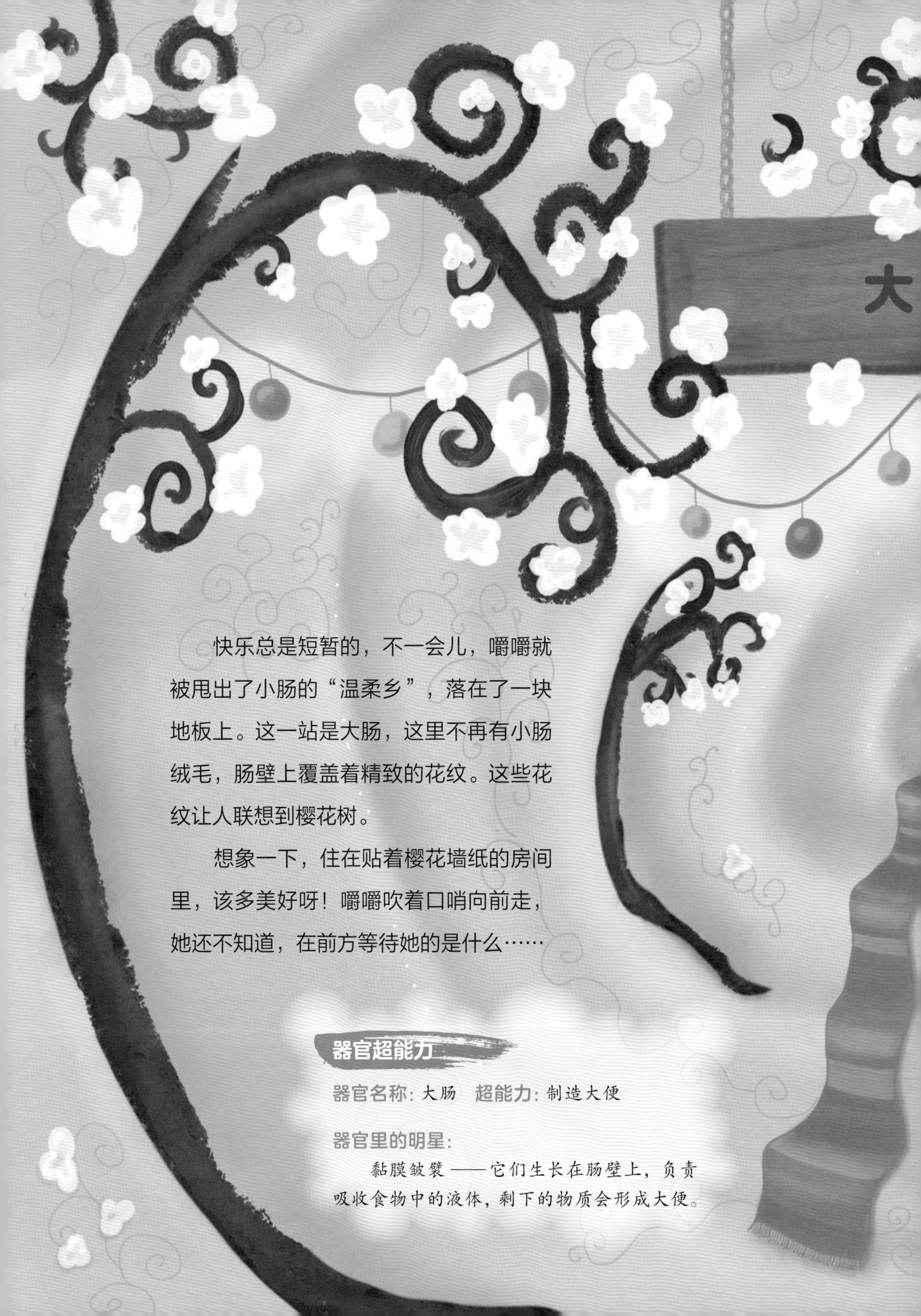

快乐总是短暂的，不一会儿，嚼嚼就被甩出了小肠的“温柔乡”，落在了一块地板上。这一站是大肠，这里不再有小肠绒毛，肠壁上覆盖着精致的花纹。这些花纹让人联想到樱花树。

想象一下，住在贴着樱花墙纸的房间里，该多美好呀！嚼嚼吹着口哨向前走，她还不知道，在前方等待她的是什么……

器官超能力

器官名称：大肠　**超能力**：制造大便

器官里的明星：

黏膜皱襞——它们生长在肠壁上，负责吸收食物中的液体，剩下的物质会形成大便。

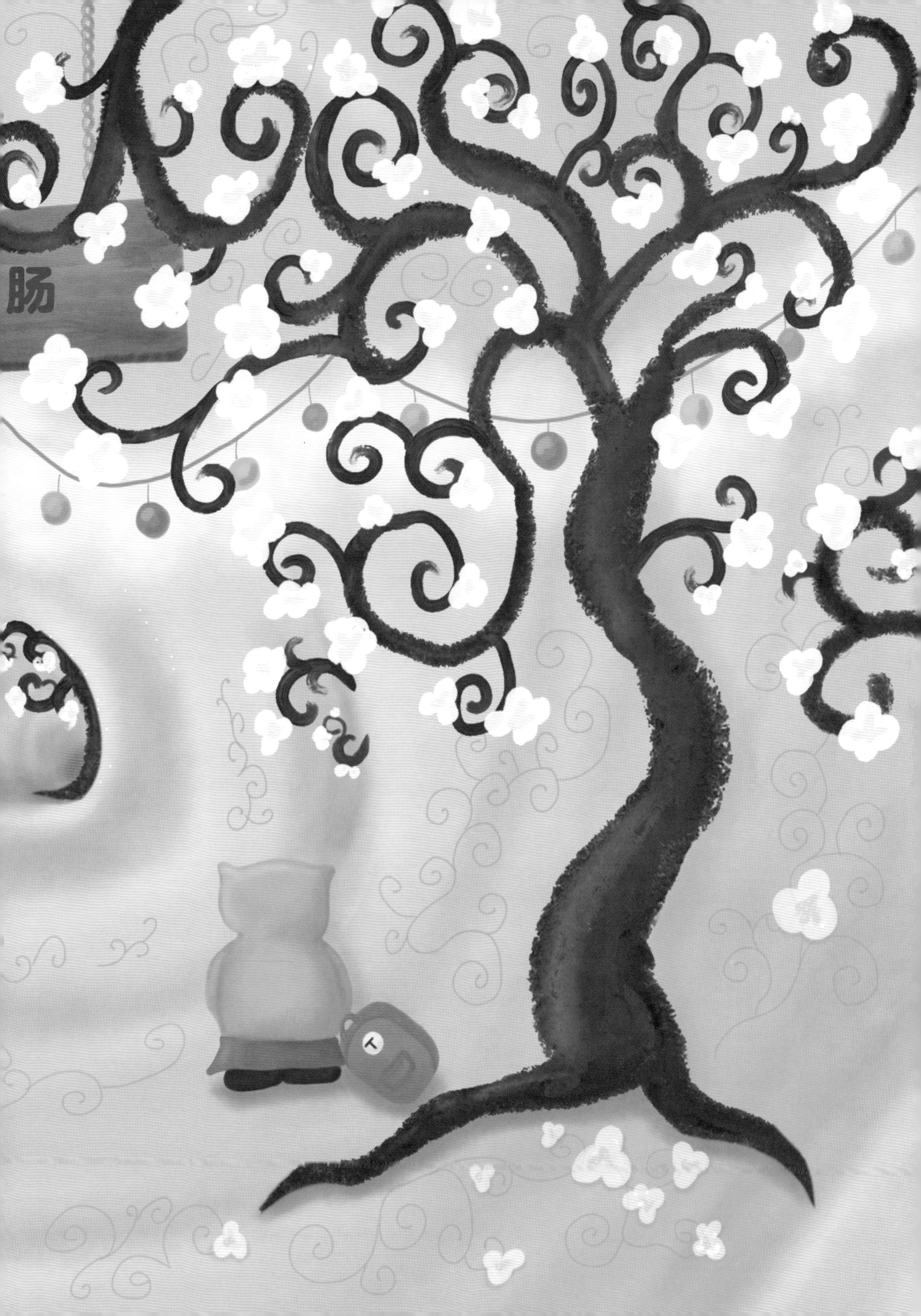
肠

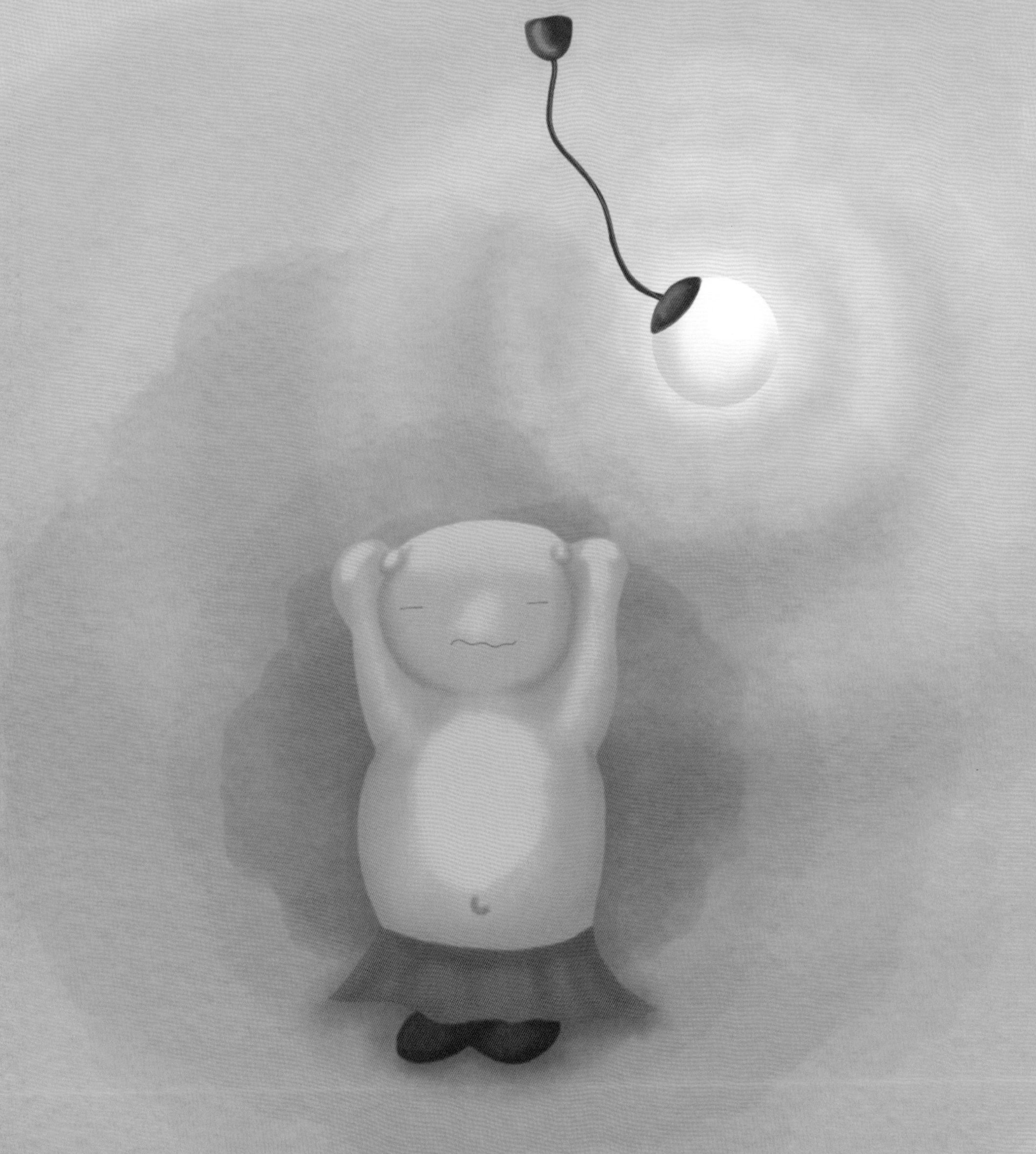

突然，一声巨响传来，嚼嚼不由自主地捂住了耳朵。

整个地板都在震动，天花板在震动，肠壁在震动，嚼嚼也不受控制地跟着震动起来！

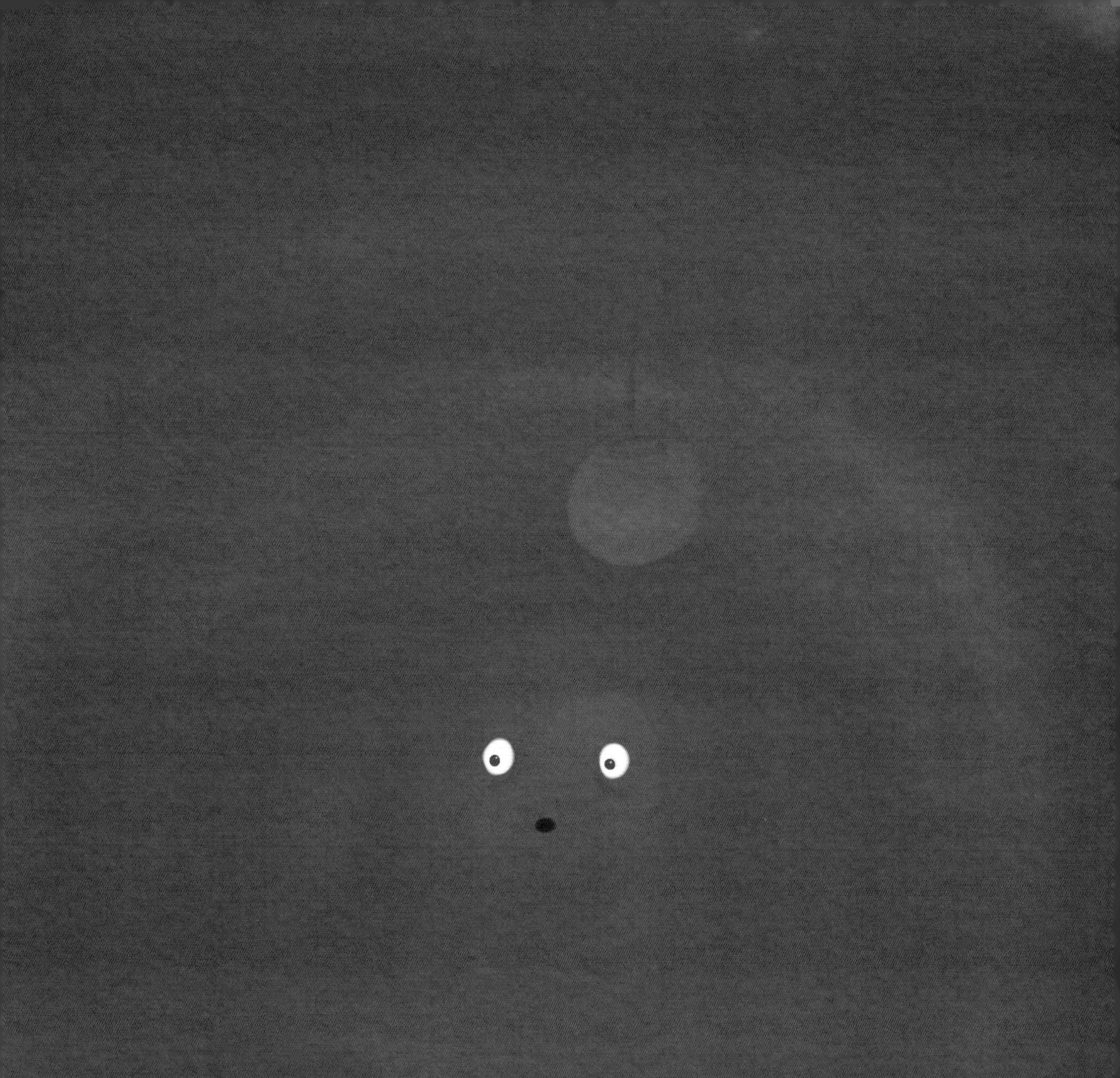

“啪”的一声，眼前变得漆黑一片。“是停电了吗？”恐惧钻进了嗡嗡的身体里，不安地四处乱窜。嗡嗡害怕极了，她觉得肚子里凉飕飕的，心脏跳得好快、好快！

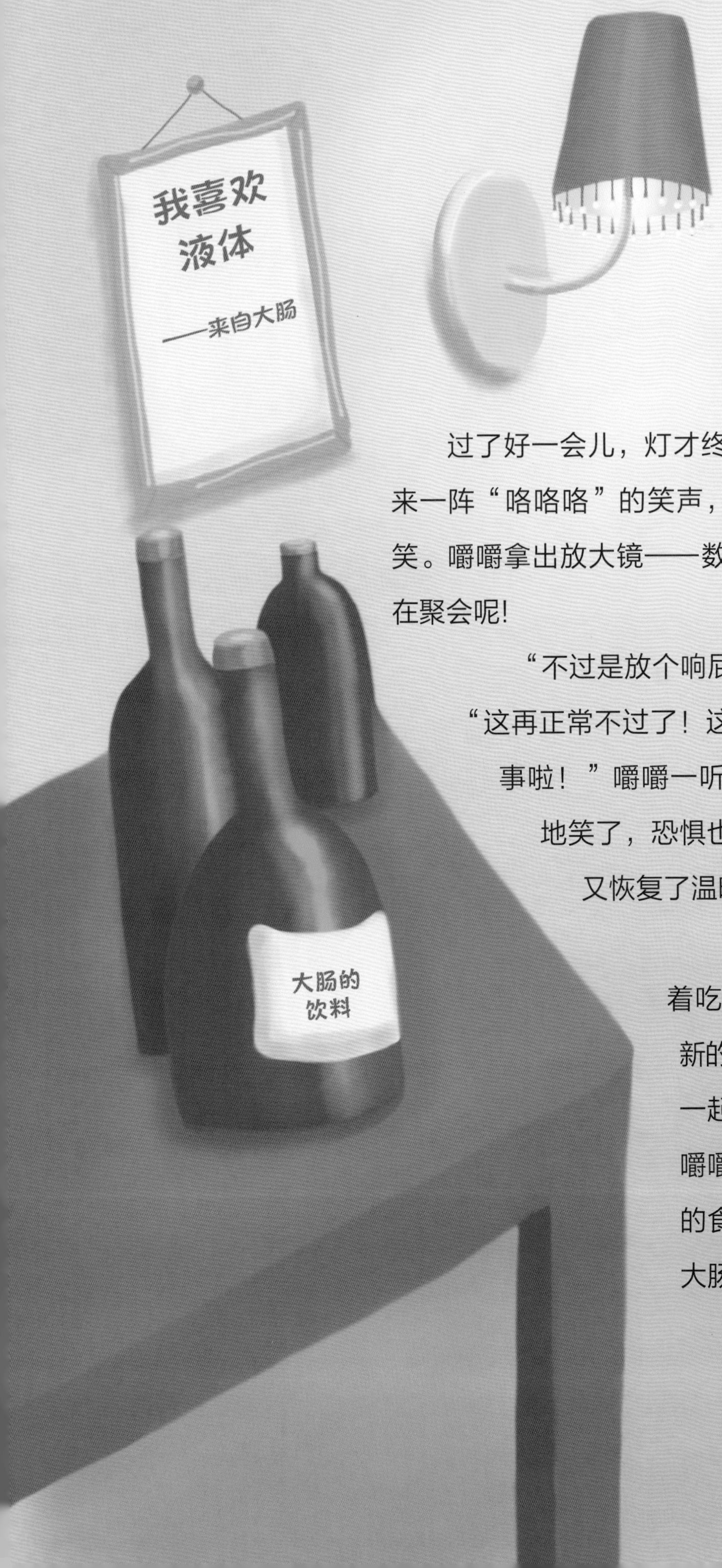

过了好一会儿，灯才终于亮了起来。这时，传来一阵“咯咯咯”的笑声，仿佛有成千上万个人在笑。嚼嚼拿出放大镜——数不清的可爱的小细菌正在聚会呢!

“不过是放个响屁！”细菌们大笑起来，“这再正常不过了！这是消化王国里最有趣的事啦！”嚼嚼一听，也和大家一起咯咯咯地笑了，恐惧也随之烟消云散了。一切又恢复了温暖和美好。

细菌们把剩下的食物分着吃了，它们边吃边制造出新的气体，大家又笑了起来，一起期待下一个屁的响起。嚼嚼把背包里已经变成液体的食物全都倒了出来，因为大肠喜欢这些液体。

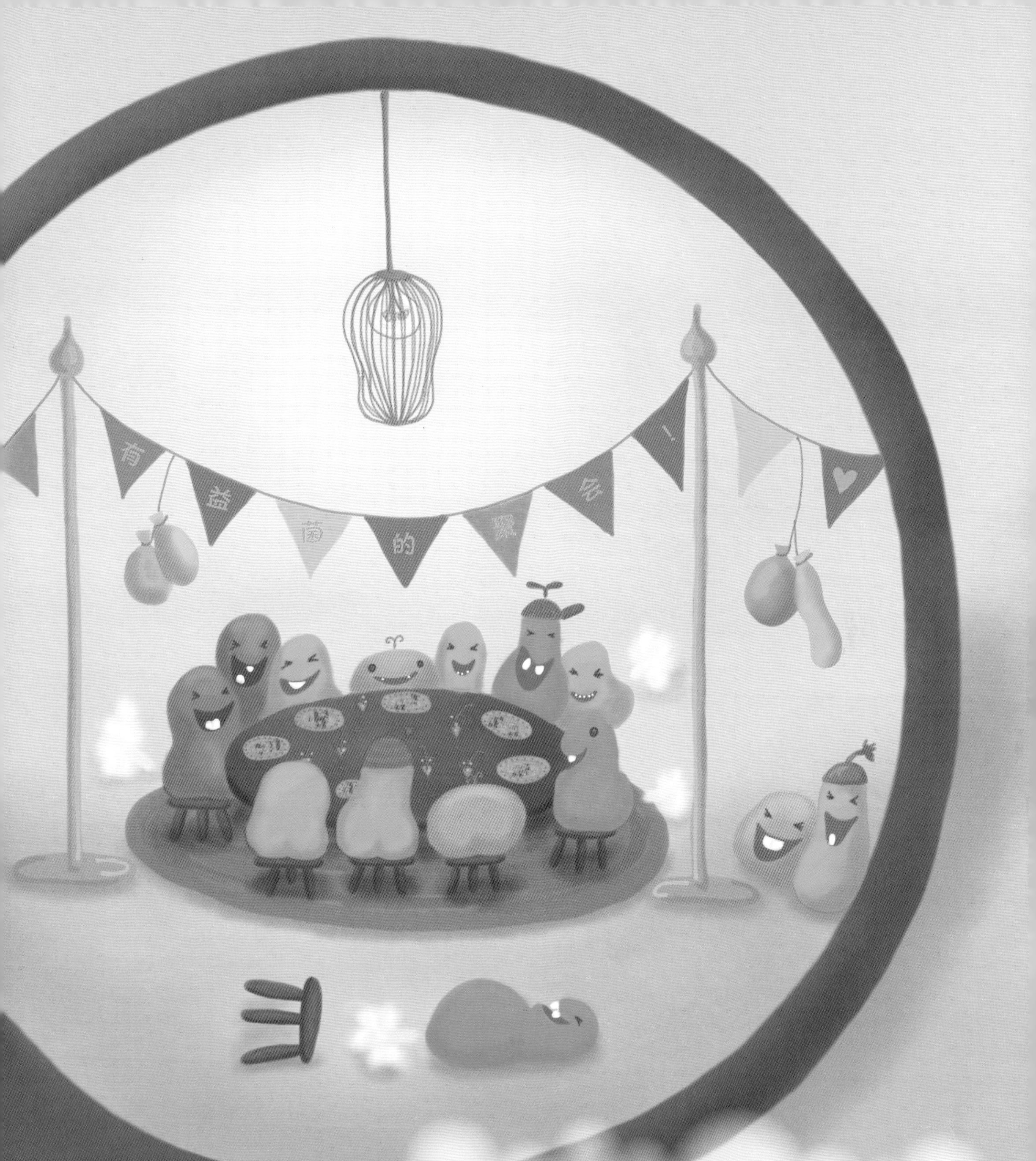

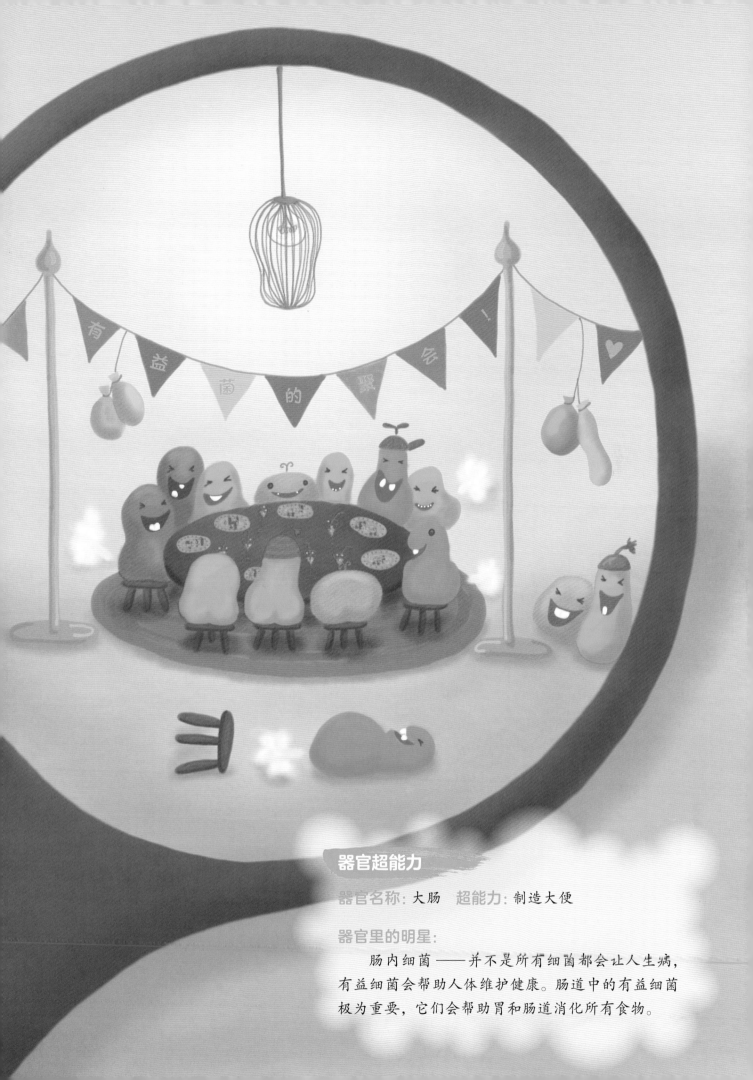

器官超能力

器官名称：大肠　**超能力**：制造大便

器官里的明星：

肠内细菌——并不是所有细菌都会让人生病，有益细菌会帮助人体维护健康。肠道中的有益细菌极为重要，它们会帮助胃和肠道消化所有食物。

现在，背包里什么都没有了，嚼嚼来到直肠站，把空包放进了“空包回收处”。她向前望去，不远处一块写着“终点站”的牌子隐约可见。

终点站旁有两个盒子，里面装着花色不同的包裹，任嚼嚼选择。嚼嚼毫不犹豫地从“波点”盒里拿了一个包裹。她喜欢波点的设计，只要这些波点不是水痘或是其他痘痘组成的就好。

原来，包裹里是降落伞。嚼嚼仔细地扣好卡扣，这时，一股强劲的气流吹来——

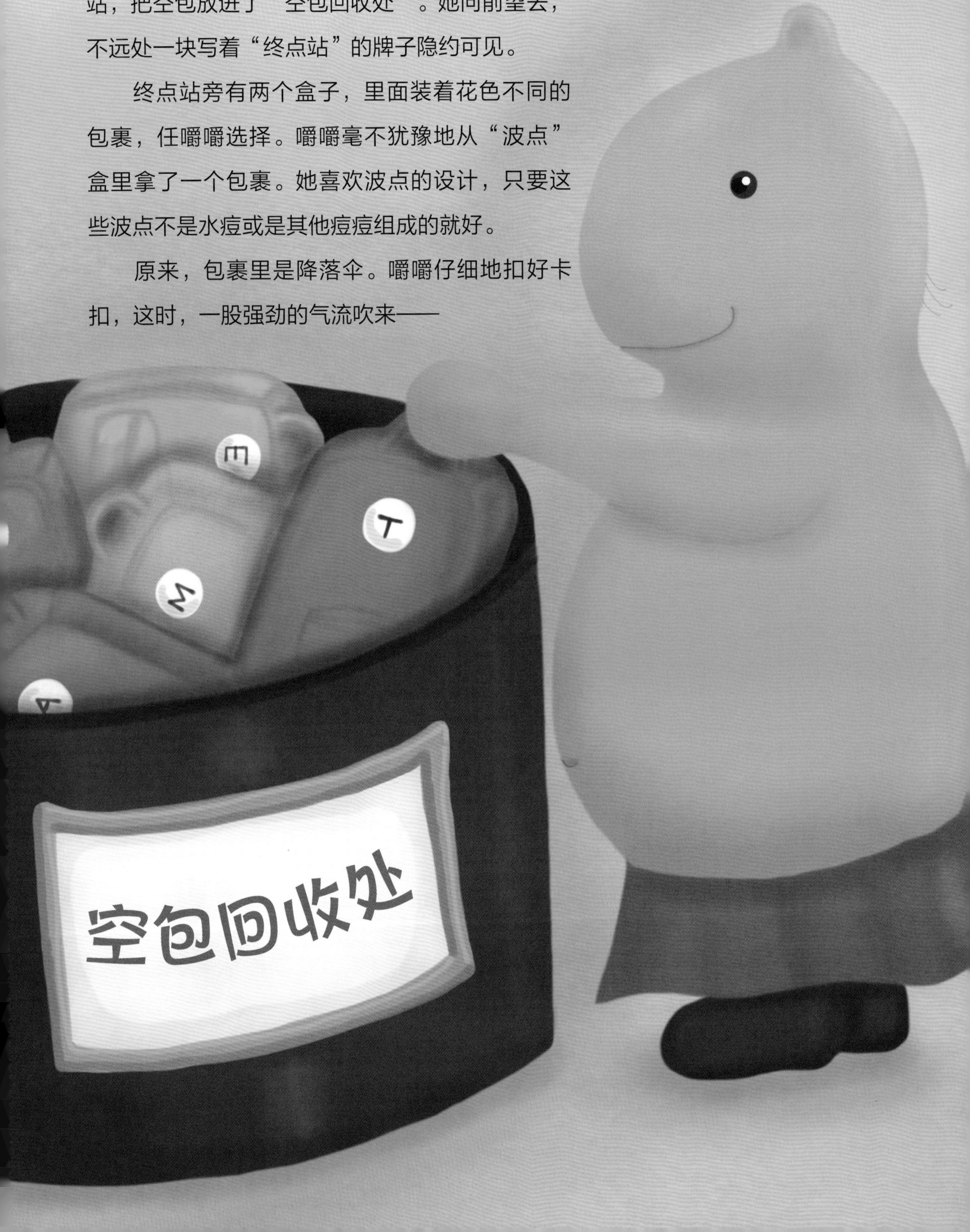

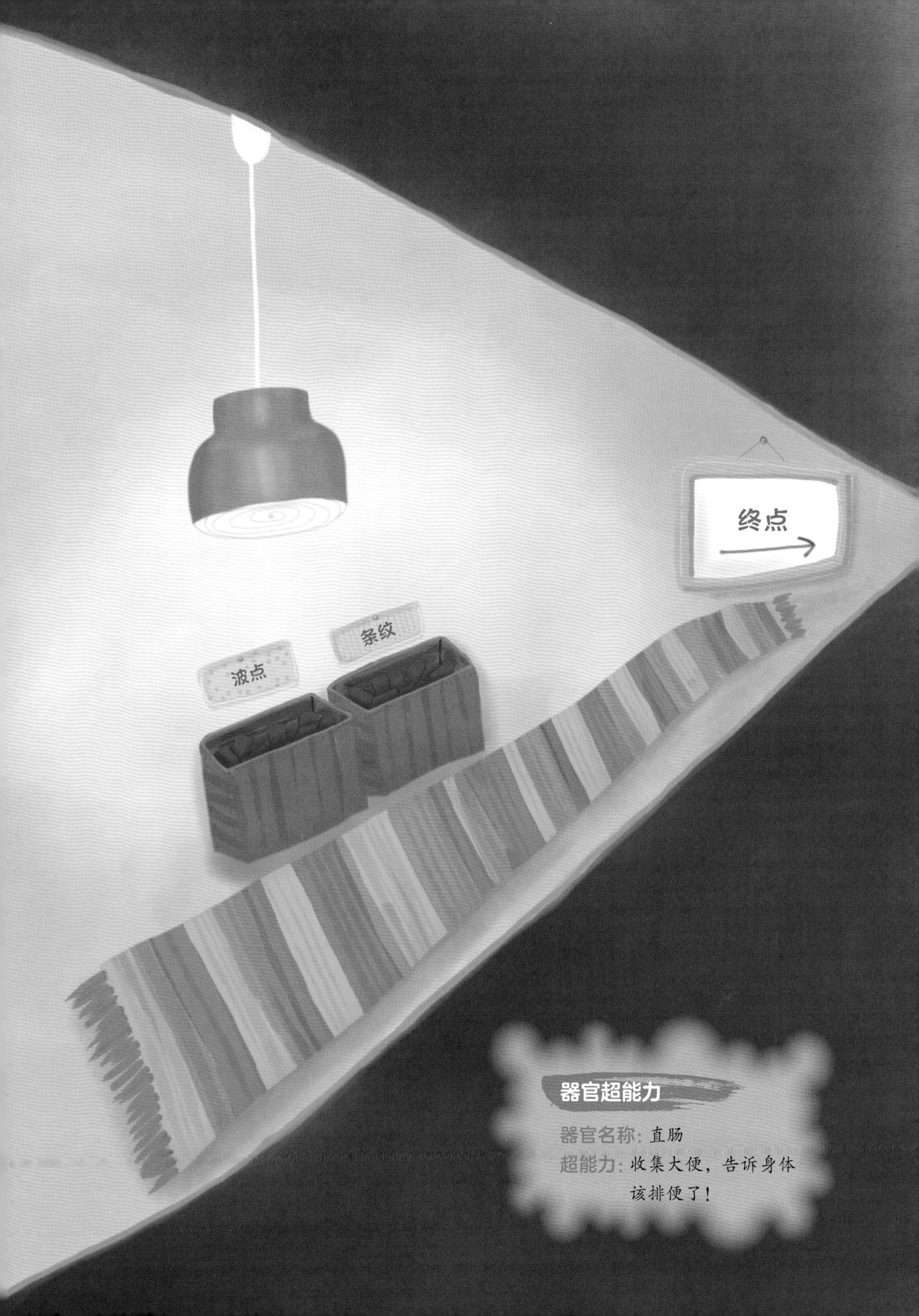

器官超能力

器官名称：直肠

超能力：收集大便，告诉身体该排便了！

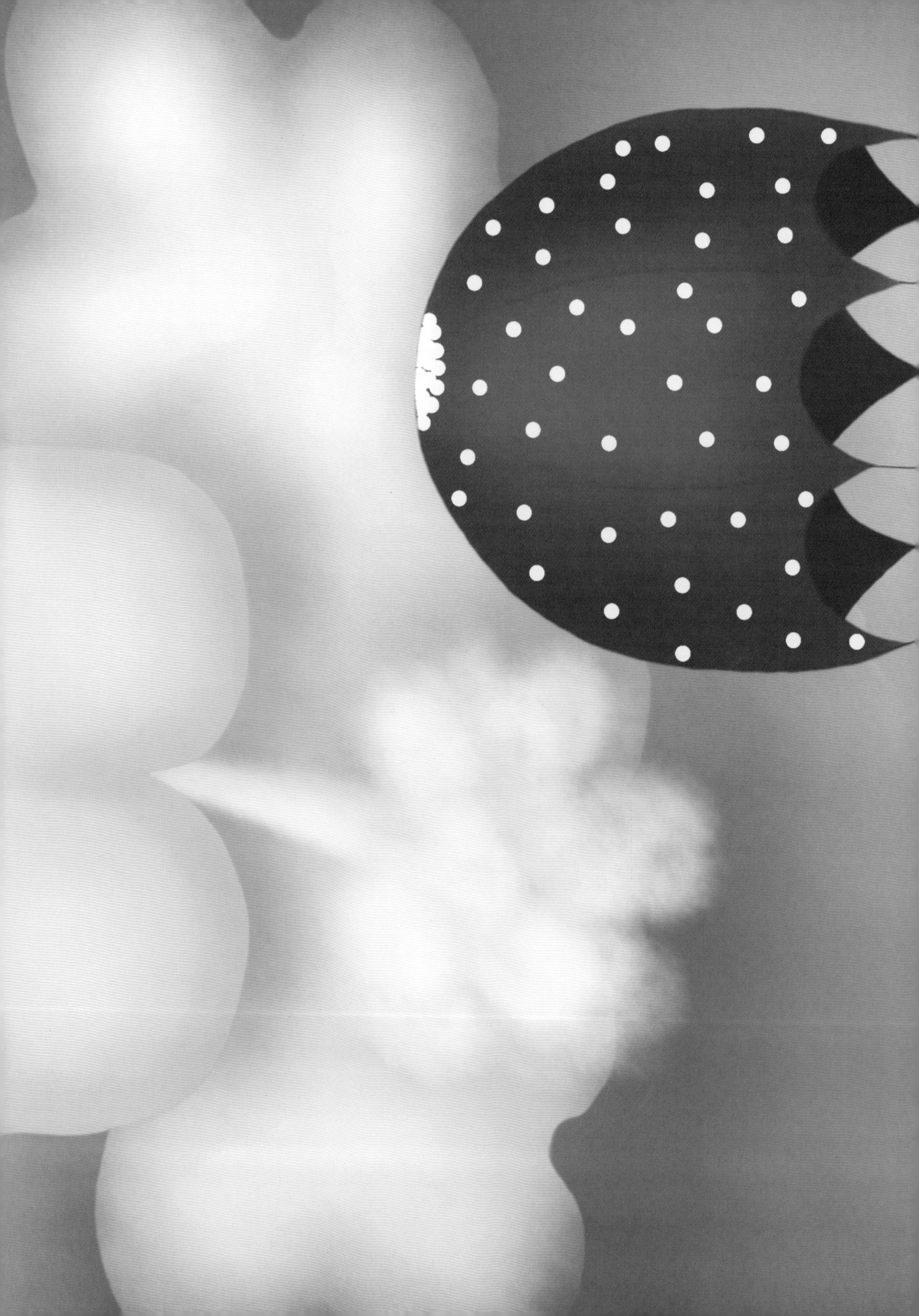

嚼嚼随着气流飞了出去，随后，缓缓地朝地面落去。这场旅行圆满结束了，她成功地穿越了神奇、巧妙、美丽的消化王国。此刻，她收获了满满的回忆，心里除了自豪和喜悦，还有一点点忧郁，她舍不得这次愉快的旅行。

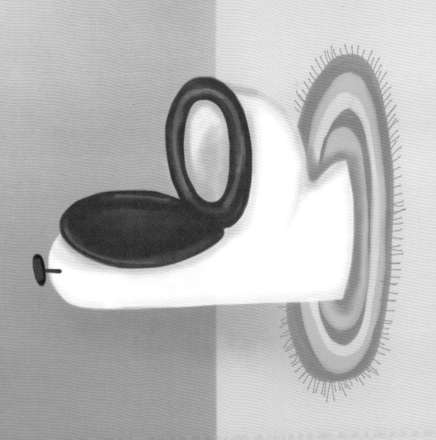

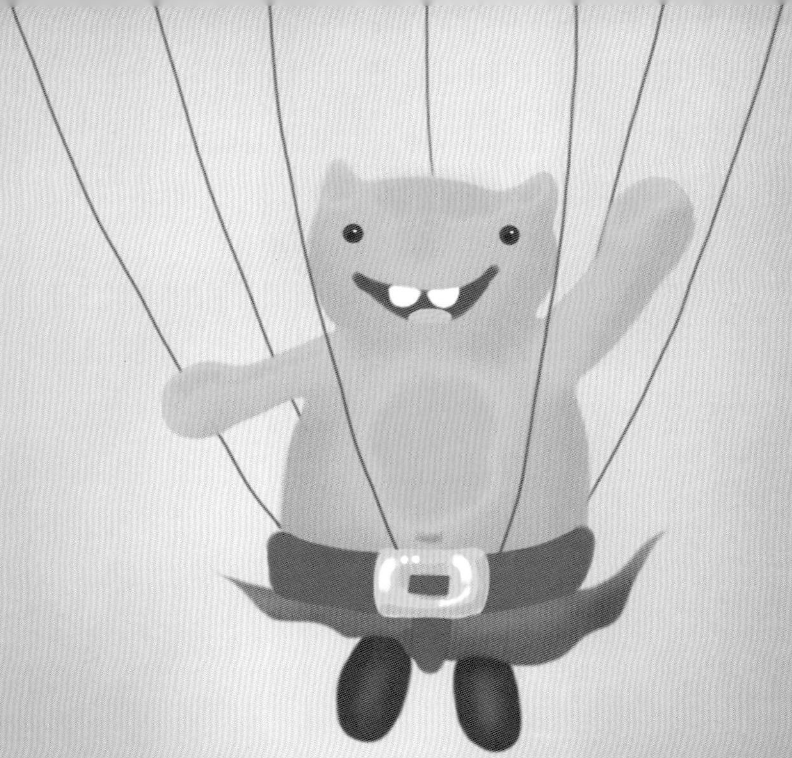

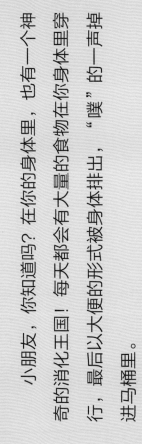

小朋友，你知道吗？在你的身体里，也有一个神奇的消化王国！每天都会有大量的食物在你身体里穿行，最后以大便的形式被身体排出，“噗”的一声掉进马桶里。

不过，也总会有那么一些特别的食物是乘降落伞出来的，猜猜她是谁吧！

不容忽视的屁

说到放屁，你或许会觉得它是件小事，从未对它投入过多的关注，毕竟，人每天都要放屁。但其实，小小的一个屁，与人体消化关系密切，不容小觑。下面，让嚼嚼给你讲一讲屁有多重要吧！

有屁就要放，千万别憋着！

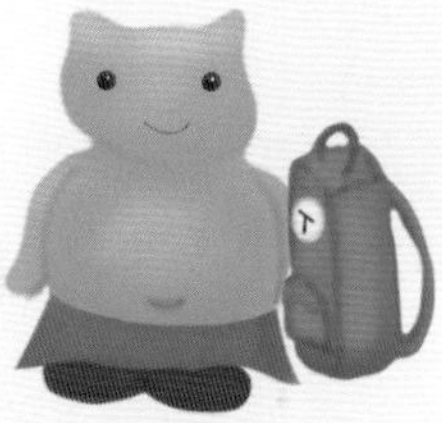

放屁会让很多小朋友感到害羞，屁虽然是气体，看不见、摸不着，但是有一股刺鼻的气味，有时候还会很响，时常让人陷入尴尬之中。而且，屁意总是说来就来，让人猝不及防，每当这时，很多小朋友会不知所措，进而选择一种错误的方式来化解，那就是——憋屁。

长期憋屁会给人的身体带来什么危害呢？在回答这个问题之前，先看看被憋回去的屁去了哪里吧！

在憋屁后，经过大约三分钟的时间，屁会重新回到肠道，被肠壁吸收，进入血液中。大约半小时后，屁会被输送到肝脏和肾脏。再过半小时，一部分屁会混进尿液中，最后随着尿液离开人体；而剩下的一部分屁，则会继续在消化王国“旅行”，通过肺的过滤，从口鼻离开。

屁是经过消化系统的过滤后产生的，含有对人体有害的物质。这个被憋回去的屁，带着对人体有害的物质，会增加人体器官的负担。长期憋屁很可能导致头晕、腹胀等一系列问题，所以，有屁就要放，千万别憋着！

“屁量”很重要，太多太少都不行！

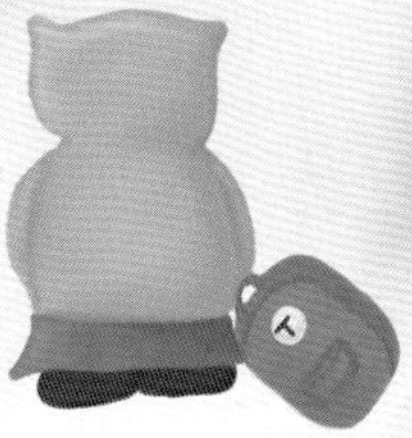

一个健康的人，一天要放大约1升的屁，也就是2小瓶可乐那么多！人每天放屁的次数是10~15次，无论是放屁太多还是太少，都不是好兆头。

如果你一天到晚都不放一个屁，很可能是胃肠道出了问题。虽然放屁让人尴尬，但不放屁绝不是好事，出现了这种情况，一定要告诉爸爸妈妈，并及时就医。

放屁太多，则有很多种原因。

第一，吃饭的速度过快会吞咽下一些气体，导致放屁过多。这是屁在“提醒”你，吃饭得细嚼慢咽。

第二，淀粉类、蛋白质类以及刺激性的食物如豆类、土豆、蛋类、大蒜、洋葱和韭菜等，会让放屁增多。如果你只是偶尔一天放了很多屁，很有可能是吃了这些东西。但如果你长期放屁多，就要反思一下是不是饮食结构出了问题。

如果，这两种情况你都没有，却还是放了很多屁，就很有可能是消化系统出了问题，引起了消化不良。出现了这种情况，一定要告诉爸爸妈妈，如果除了放屁过多，你还有腹泻、呕吐等不良反应，最好去医院做一些检查，确保消化系统的健康。

聚会照片找不同

这里有两张有益细菌聚会的照片，它们共有五处不同，请你找出来吧。

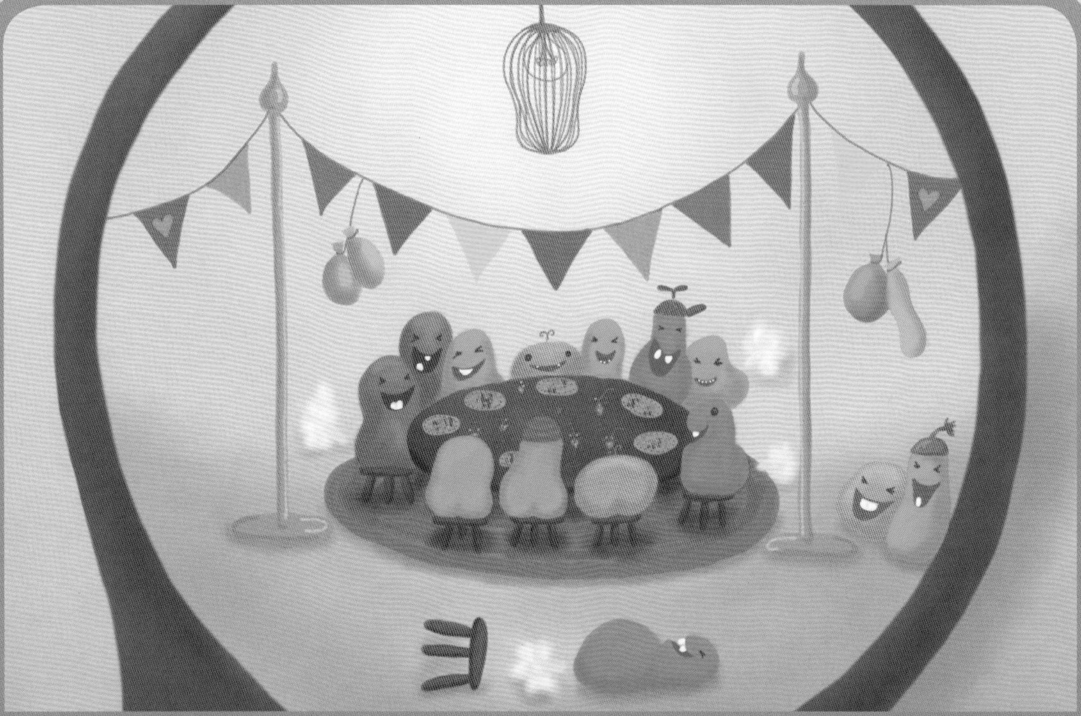

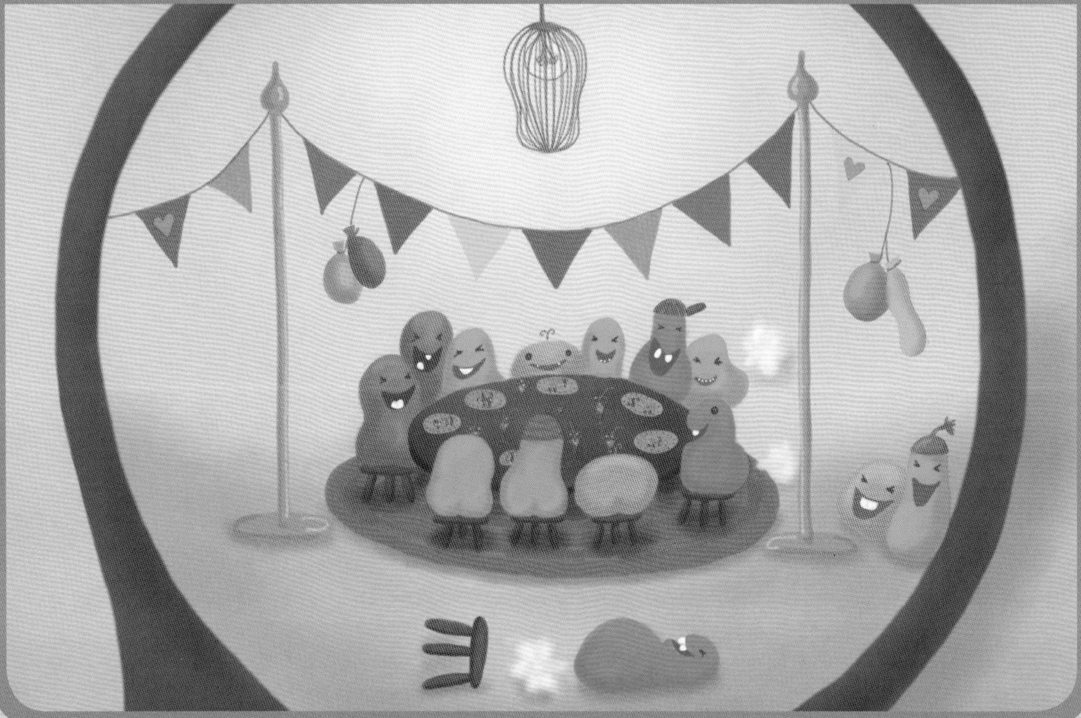

复原残缺的照片

嚼嚼心爱的照片被她不小心弄坏了，请你仔细观察碎片，将对应的英文字母填写在空白圈内，帮她把照片复原。

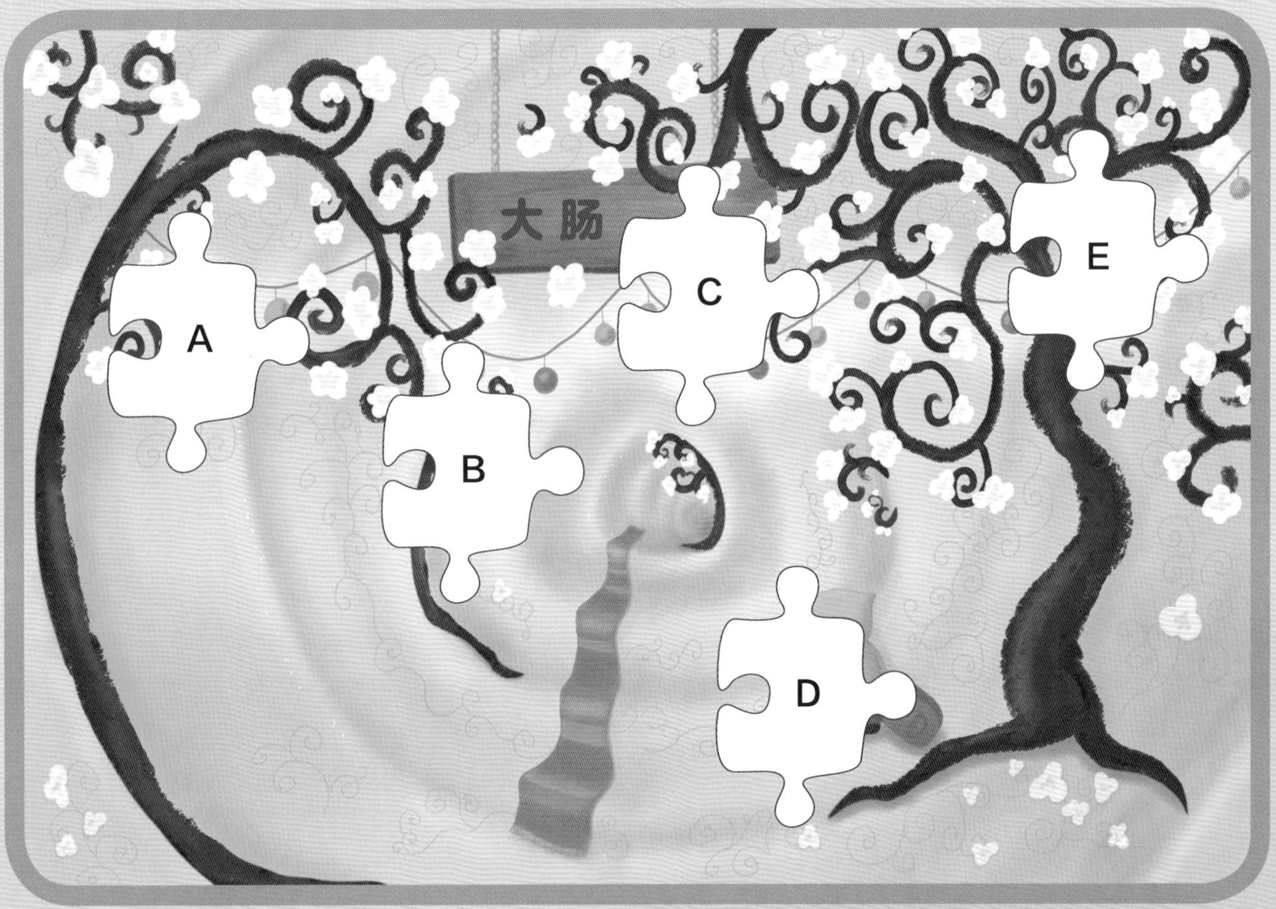

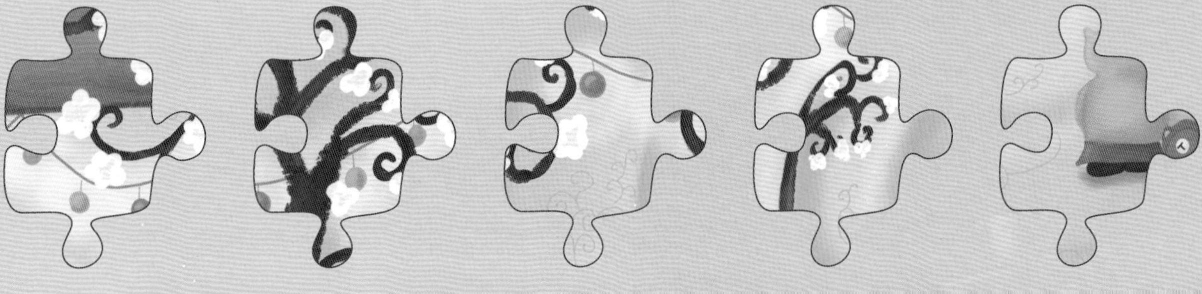

1 ◯　2 ◯　3 ◯　4 ◯　5 ◯

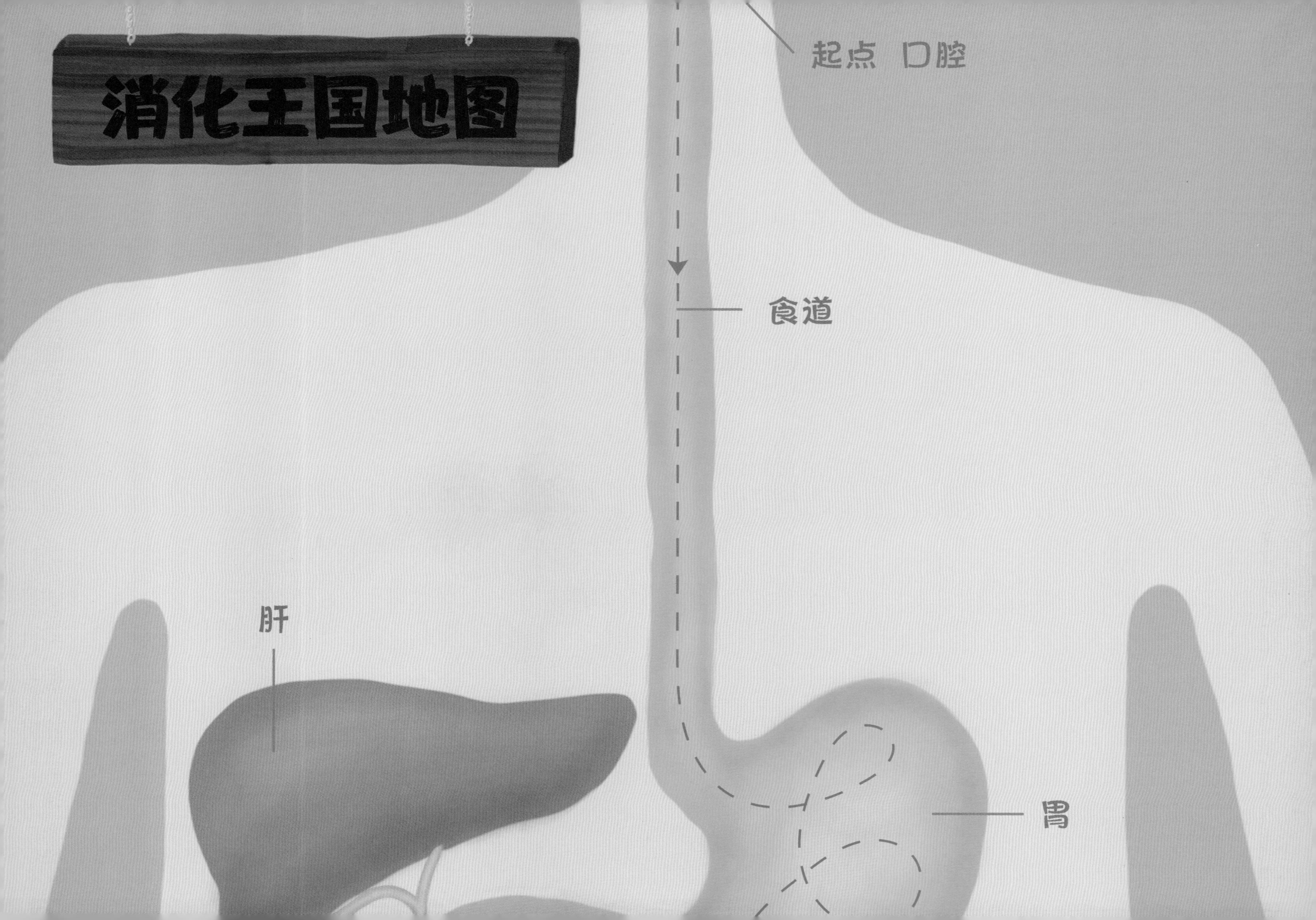
消化王国地图
起点 口腔
食道
肝
胃

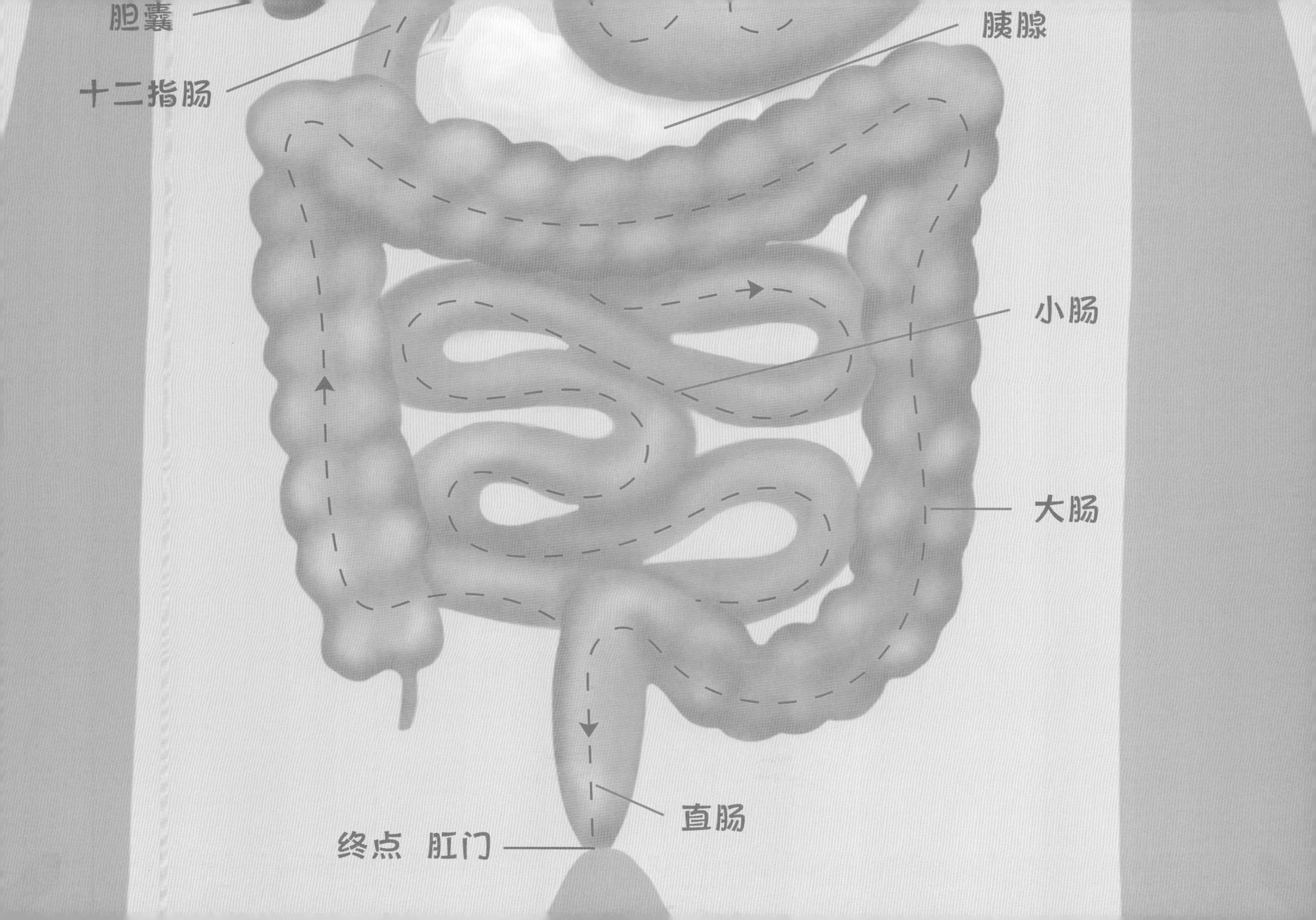
胆囊
十二指肠
胰腺
小肠
大肠
直肠
终点 肛门